毎日食べたい

整いカレー

スパイスは《カレー粉》だけ！

齋藤菜々子

文化出版局

カレーで体が整います

こんにちは。料理家で薬膳師の齋藤菜々子です。

薬膳とは、日々の食事を通じて体を整え、健康を保つことを目的にしたもの。

おいしく無理なく食べ続けながら、健康になれる知恵をお伝えしています。


ところでみなさん、カレーはお好きですか？

カレーの主材料であるスパイスは、東洋医学では「生薬」として使われていて
古くから体を健やかにするために活用されてきました。

さまざまな効能があるスパイスがブレンドされたカレー粉は、まさに薬効の宝庫。

そしてどんな食材も不思議とおいしくしてくれるパワーがあって、
季節の食材を煮ることでかさが減り、結果としてたっぷり食べられます。

春にはため込んだものを速やかに排出して、のびやかに成長できる食材を。

冬には体を温め、生命力を蓄えるような食材を。

季節の素材を食べることが薬膳の基本なので、この本は季節ごとの章立てにしています。

ありがたいことにカレー味はどんな季節の食材ともなじみ、食を進めてくれるのです。

つまりカレーは「薬効の宝庫＋季節の素材」がしっかりとれる養生食！

しかもご存知のように、カレーはごはんがモリモリと進むもの。

薬膳において白米は、気を補い消化機能を整える、元気な体を保つベースのような存在。

このひと皿で、消化機能が弱いと言われる日本人の体にぴったりな一品となります。

日本の四季は、その季節ごとに出やすい不調がありますが、
この本ではそれらの症状を和らげてくれる食材を中心としたカレーを紹介しています。
不調の悩みが強い人はもちろん、自覚がない方も季節のカレーと副菜を食べることで
自然と体の調子が整うメニューを紹介しています。
その季節以外でも、気になる不調があれば、そのカレーを食べてみてください。
毎日のごはん作りに、この「整いカレー」を存分に活用してもらえたらうれしいです。

この本のカレーの特徴

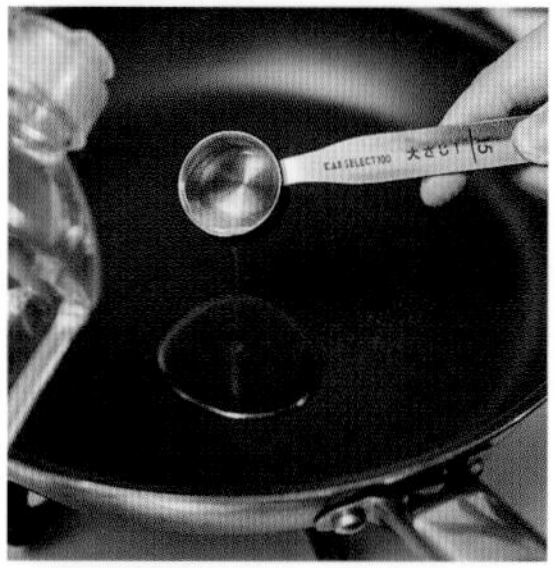

1 小麦粉不使用、油も控えめ

カレーというと「少しもたれる」「太りやすい」というイメージがある人もいるかもしれません。それは一般的なカレーは油と小麦粉をたくさん使うものが多いから。この本では小麦粉は使わず、油も控えめなレシピばかりなので、食べたあとに重さが残らず、軽やかです。

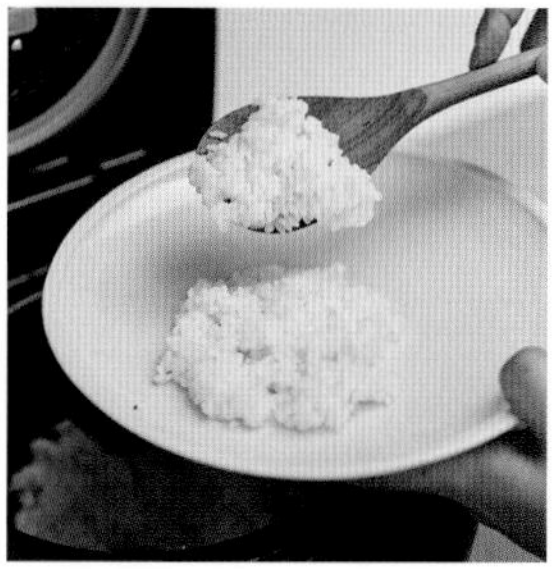

2 白米に合うから毎日食べられる

どのカレーも軽やかなので、いわゆる白米（うるち米）とも好相性。調味料もカレー粉をベースとしたシンプルなものばかりですが、具材や調理法でさまざまな味や食感のバリエーションを楽しめます。毎日食べても飽きないカレーばかりです。

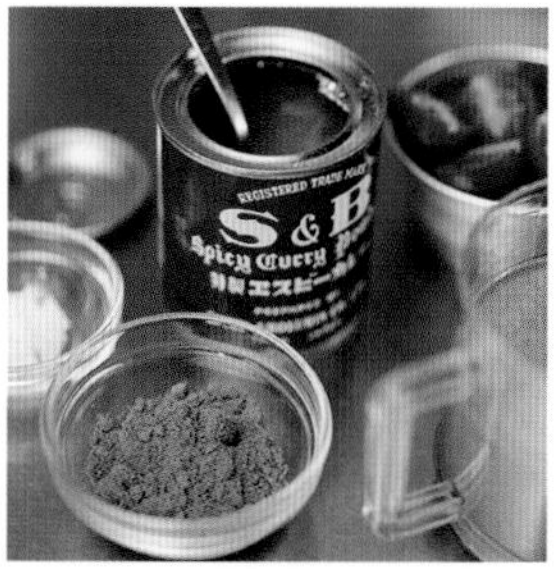

3 カレー粉を使い、手軽に作れる

「スパイスカレー」というと、いろんな種類のスパイスを使いこなすハードル高めなイメージで、買って余らせる心配もあるかと思います。けれどこの本で使うスパイスは「カレー粉」のみ。スーパーで手に入る気軽な素材ですし、余らせる心配もないと思います。

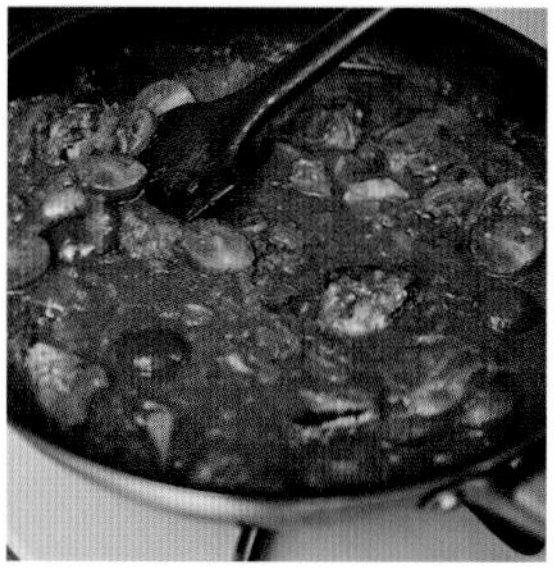

4 フライパンまたは鍋ひとつ、短時間で作れる

本書ではほとんどが、フライパンひとつで作れるレシピです。炒め作業もストレスなくできますし、口径が広いと煮込み時間も短縮できます。時間が必要なのは、煮込んだほうがおいしい具材があるとき。食材選びや切り方を工夫すれば、短時間でも充分作れます。

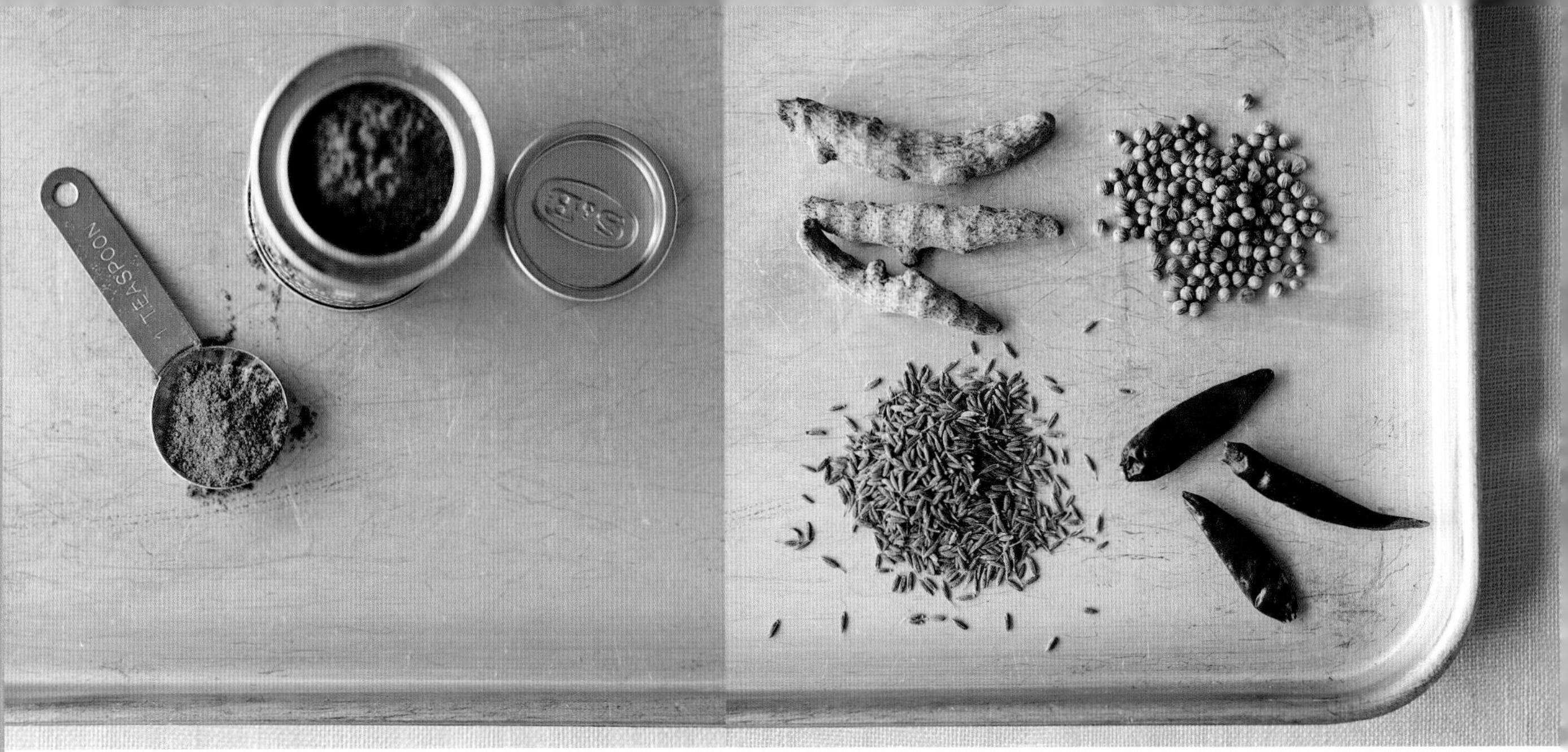

基本の食材について

この本でカレーのベースとして使用する食材の役割について解説します。
それぞれの役割を理解すると、カレーという料理がもっと身近になるはずです。

カレー粉

商品によってスパイスの配合はさまざまですが、右の4種は必ず入っています。パウダー状のカレー粉は香りが飛びやすく、焦げやすいので、調理の中盤や仕上げで加えるのが基本です。本書では主に玉ねぎやトマトを炒めたあと、カレーのベースを作るときに加えています。保存の際は、しっかり密閉しましょう。

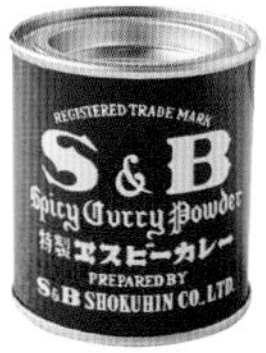

この本で紹介したカレーはすべて「エスビー食品」の「赤缶カレー粉」を使用しています。お好みのカレー粉があればそれでも代用可能ですが、レシピ量を基準に、量をお好みで加減してみてください。

ターメリック

主に黄色い色づけ、香りづけに活用されるスパイス。「ウコン」とも呼ばれています。血流を促し、気の巡りを整えるので、イライラや月経痛が気になるときにおすすめの素材。

コリアンダー

香菜の種子を乾燥させたもので、甘くさわやかな香りづけや、とろみづけに活用します。気の巡りをよくし、胃腸の調子を整え、消化を助ける役割も。風邪の引き始めにも効果的です。

クミン

エスニックな香りづけに活用されるスパイス。冷えを解消し、気の巡りを整えてくれます。冷えによる消化不良や食欲不振の改善に効果的で、神経痛の緩和などにも利用されます。

赤唐辛子

ホットな辛みを加えるスパイス。体を強力に温め、消化を促進します。慢性的な冷えや冷えによる胃腸の不調の改善にも。

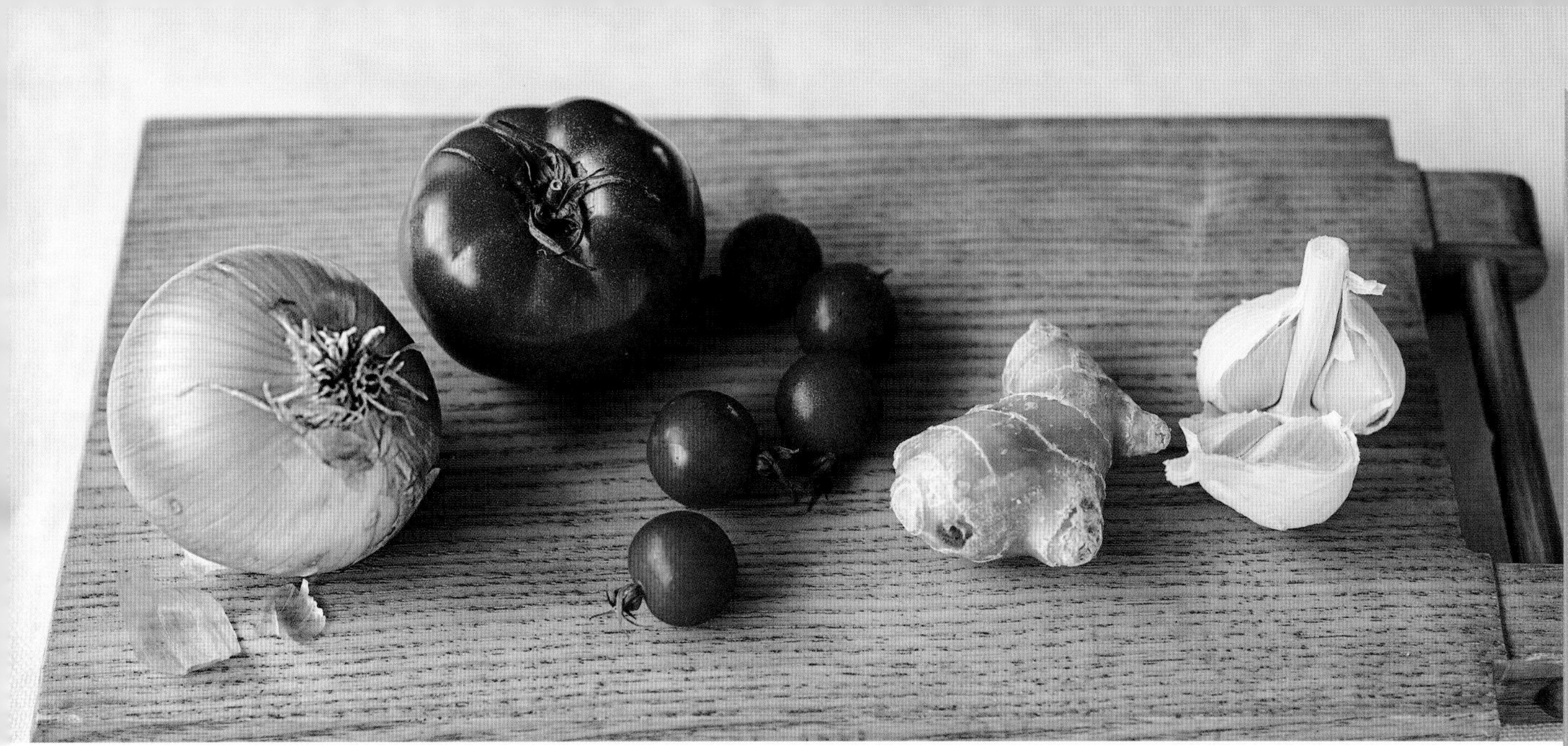

玉ねぎ

体を温め、気の巡りや血流を促進し、胃の調子を整えてくれます。カレーのベースとなる存在で、炒め具合でカレーの味や濃度が変わる大切なもの。本書では以下の「**あっさり**」「**じっくり**」「**こってり**」「**あめ色**」の4段階を使い分けています。あまり長時間炒める必要はなく、火加減は強めの中火で、フライパンに広げながら触りすぎずに加熱します。「じっくり」あたりから急に焦げやすくなるので、焦げそうになったら火を弱め、水大さじ2程度を加えて、焦げを全体に行き渡らせて調整を。炒めたものをいったん冷まし、保存袋に入れて冷凍保存しておけば、いつでもさっとカレーが作れます。

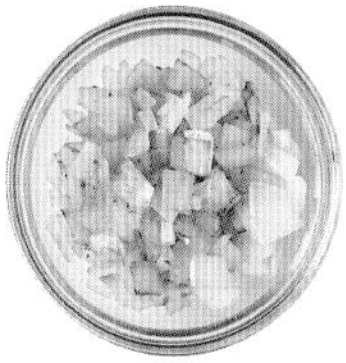

あっさり
玉ねぎのふちに焼き色が見えてくるくらい。フレッシュ感がありつつ、ほんのり甘みも。

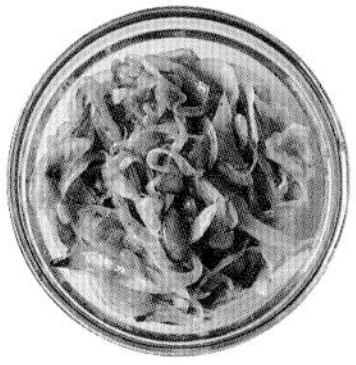

じっくり
みずみずしさと甘みが半々くらい。フッ素樹脂加工フライパンで**強めの中火で5〜6分が目安。**

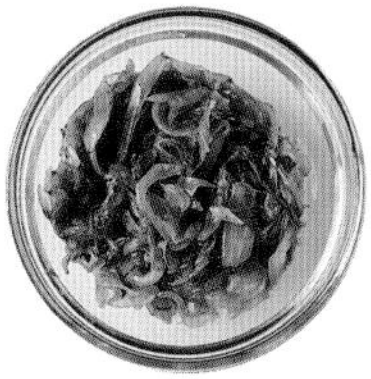

こってり
甘みがさらに強くなり、香ばしさとコクが出てきた状態。**「じっくり」からさらに3〜4分。**

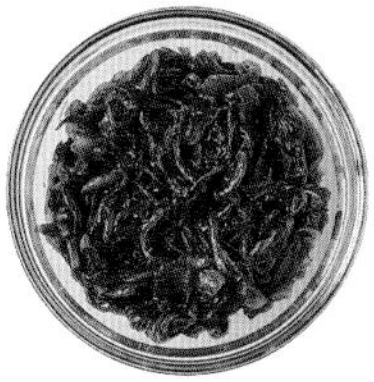

あめ色
さらにコクが増し、完全に「うまみの素」になった状態。**「こってり」からさらに3〜4分。**

トマト

体液を補って体を潤わせ、胃の調子を整えてくれます。カレーに色とうまみをつけ、酸味で味わいにメリハリをもたらします。生のトマトは軽くフルーティな印象に。トマトホール缶だと濃厚で、よりトマト味の強い印象になります。ケチャップを使うと、コクが出て洋食っぽい味わいに仕上がります。しっかり煮詰めて酸味と水分を飛ばし、カレーのベースにするのが基本的な使い方です。

しょうが

体を温め、発汗作用が強く、免疫力を強化。風邪の予防にも役立ちます。カレーに辛みのアクセントをつけ、肉や魚の臭み消しにも活躍。全体にしっかり風味をつけたいときはすりおろし、ほどよく風味をつけ、香りを楽しみたいときはみじん切りで使用します。

にんにく

体を温め、食欲を増進し、免疫力を強化。咳止めやデトックス作用も。カレーにうまみとアクセントをつけてくれます。しょうがと同じく、全体にしっかり風味をつけたいときはすりおろし、ほどよく風味をつけ、香りを楽しみたいときはみじん切りで使用します。

整

もくじ

春

梅雨

夏

春の副菜

梅雨の副菜

夏の副菜

秋

秋の副菜

冬

冬の副菜

この本の決まりごと

- 大さじ1は15mℓ、小さじ1は5mℓです。
- 野菜は洗う、皮をむく、へたや種、ガクを取るなど基本的な下準備を省略しています。
- フライパンは直径26cmのフッ素樹脂加工のものを使っています。鉄やステンレスフライパンでもおいしく作れますが、火の入り方が違うので、加熱時間は加減してください。
- 電子レンジは600Wのものを使用しています。機種により火の入り方が違うので、時間を加減してください。

参考文献／日本中医食養学会『食養生の知恵　薬膳食典食物性味表（第２版）』燎原書店（2021年）

春カレー

春は植物にたとえると、芽吹きの季節。冬に蓄えたエネルギーを、外へ外へとのばします。

上手に発散できないとイライラして、血の蓄えが足りないと貧血になることも。

冬にため込んだものをデトックスしつつ、しつこい花粉症に悩むシーズンでもあります。

春に起こりやすい不調

イライラ

春は進学や入社、引っ越しなど環境変化も多い時季。エネルギーが内から外へと向かう時季ですが、気温差などもあいまって、いつもよりストレスを感じやすくなります。ストレスが強いと気の巡りが悪くなり、そのエネルギーが発散できなくなって、イライラの原因に。

貧血

春先は解毒や排出を行う肝臓がフル活動。また体も冬から目覚めて活動的になり、その原動力としてたくさんの血が必要となります。そのため血の貯蔵庫である肝臓に負担がかかり、貧血にもなりやすいと言われています。心身のストレスでも血は消耗するので注意です。

デトックス

春といえば､一年で最大のデトックスシーズン。冬の間にため込んだ老廃物をスムーズに排出できると元気に活動ができますが、滞ったままだと心身がモヤモヤして、ちょっとのことで疲れやすく、免疫力も下がりがちで、風邪を引きやすくなったりします。

花粉症

すでに国民病と言っても過言ではない花粉症。つらいくしゃみや鼻水、目のかゆみに悩まされる人は多いもの。もともとの体質もありますが、胃腸が疲れて免疫力が下がったり、肝臓が疲れて解毒作用が弱まったりすると、症状が激しくなると言われています。

春の不調の改善食材

イライラ

気持ちを落ち着かせるためには、香りのいい食材をたっぷり食べて、気の巡りをよくすることが大切です。おすすめは**セロリ**、**クレソン**、**グレープフルーツ**ほか、**玉ねぎ**、**にら**、**めかじき**など。カレー粉に入っているクミンやターメリックもその効果があります。

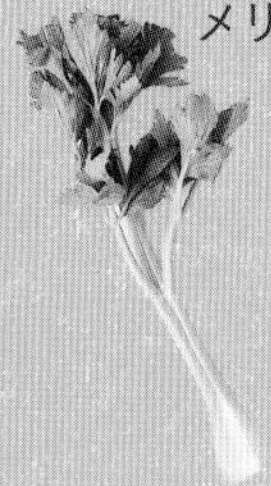

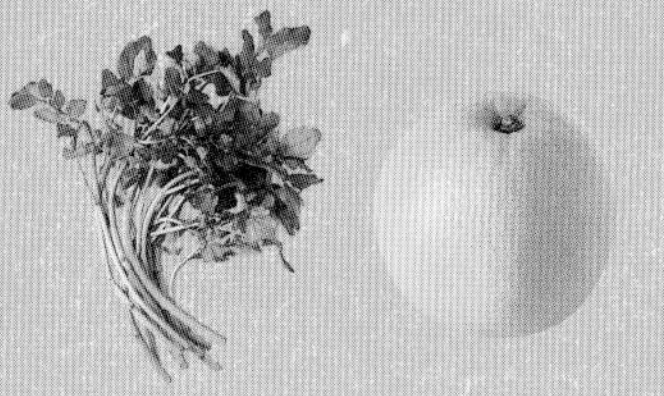

貧血

貧血対策には、血を作る材料となる素材をしっかり食べることが何より大切。いわゆる動物性＆植物性のたんぱく質や、鉄分が含まれている食材がおすすめです。**牛肉**、**卵**、**にんじん**ほか、**豚肉**、**あさり**、**ほうれん草**、**鶏肉**、**鮭**、**いか**、**ツナ缶**などを食べて。

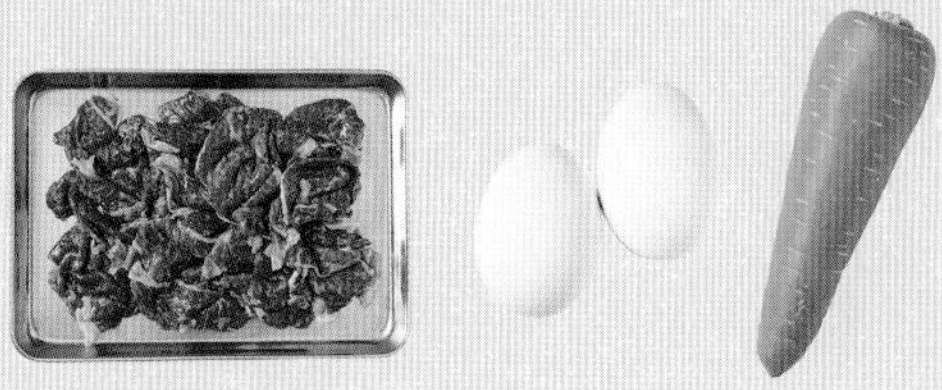

デトックス

冬の終わりから次々と出回る山菜類は、高い解毒作用で知られていますが、旬の素材が、その季節の体に必要なものを与えてくれる、とてもいい例です。**パセリ**、**菜の花**、**にら**ほか、**こんにゃく**、**大豆**、**しそ**、**しょうが**、**セロリ**、**たけのこ**などもおすすめです。

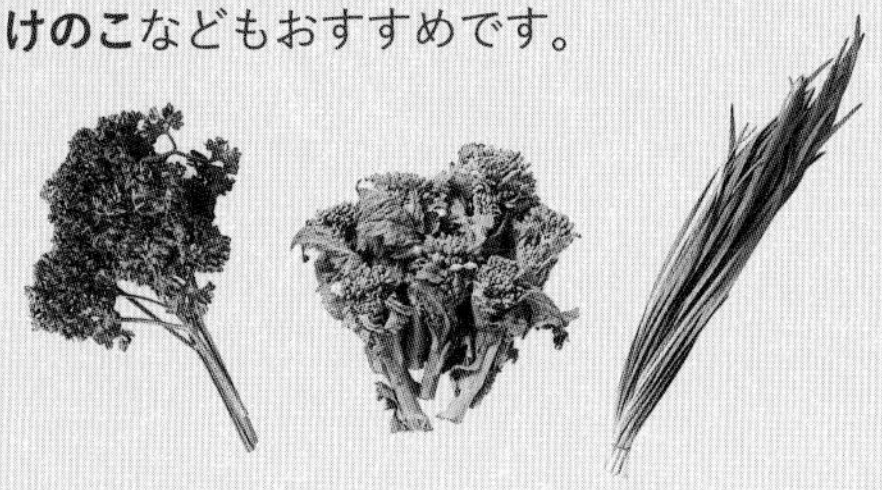

花粉症

胃腸弱りの原因となる余分な水分を排出しつつ、肝臓を助ける食材やデトックスを促す食材をしっかり食べると、花粉症の諸症状は緩和すると言われています。**青じそ**、**キャベツ**、**たけのこ**ほか、**あさり**、**にら**、**パセリ**、**セロリ**などをよく食べましょう。

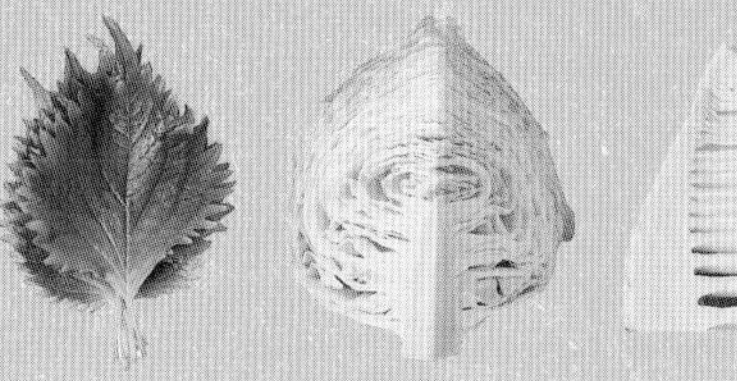

豚肉とセロリのビネガーカレー

清涼感のあるセロリは、春のイライラを抑えてくれる優れもの。
酢は風味づけだけでなく豚肉をやわらかくする効果も。
さらに血の巡りを活性化してくれる役割もあるのでおすすめです。

材料（2人分）

豚肩ロースかたまり肉……300g
⇒3〜4㎝角に切る
玉ねぎ……1個（200g）
⇒長さ半分の薄切りにする
セロリ……2本
⇒茎は筋を取り斜め薄切り、
葉はざく切りにする

A
酢……大さじ1
塩……小さじ½
酒……50㎖

B
しょうが（すりおろし）……小さじ2
にんにく（すりおろし）……小さじ½
トマト缶（ホールタイプ）
……½缶（200g）

C
カレー粉、酢……各大さじ1
塩……小さじ½

水……200㎖
サラダ油……大さじ1

作り方

1. ポリ袋に豚肉を入れ、Aを合わせてよくもむ。空気を抜いて密閉し、冷蔵庫で1日漬ける。豚肉を取り出し、ペーパータオルで水気を拭き取る。
2. 厚手の鍋にサラダ油を強めの中火で熱し、豚肉を入れ、両面にこんがり焼き色がついたら取り出す。
3. 2の残った油に玉ねぎを入れ、「**こってり**」色（P.5）になるまで炒める。中火にしてセロリの茎を加えて炒め、しんなりしたらBを加え、トマト缶をつぶしながら炒める。水気が少なくなったらCを加え、全体がなじむまで炒める。
4. 分量の水を加え、2を戻し入れる。煮立ったらふたをして弱火にし、焦げつかないよう鍋底をときどき混ぜながら、30分ほど煮る。セロリの葉を加えて1分ほど煮る。

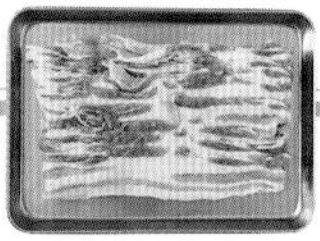

豚肉
⇒血を作る

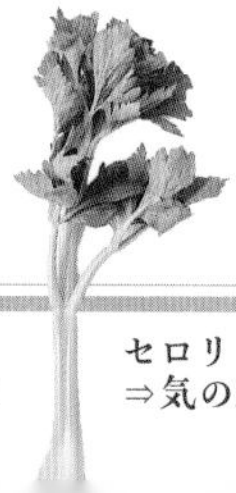

セロリ
⇒気の巡りをよくする、解毒作用、水分代謝を促す

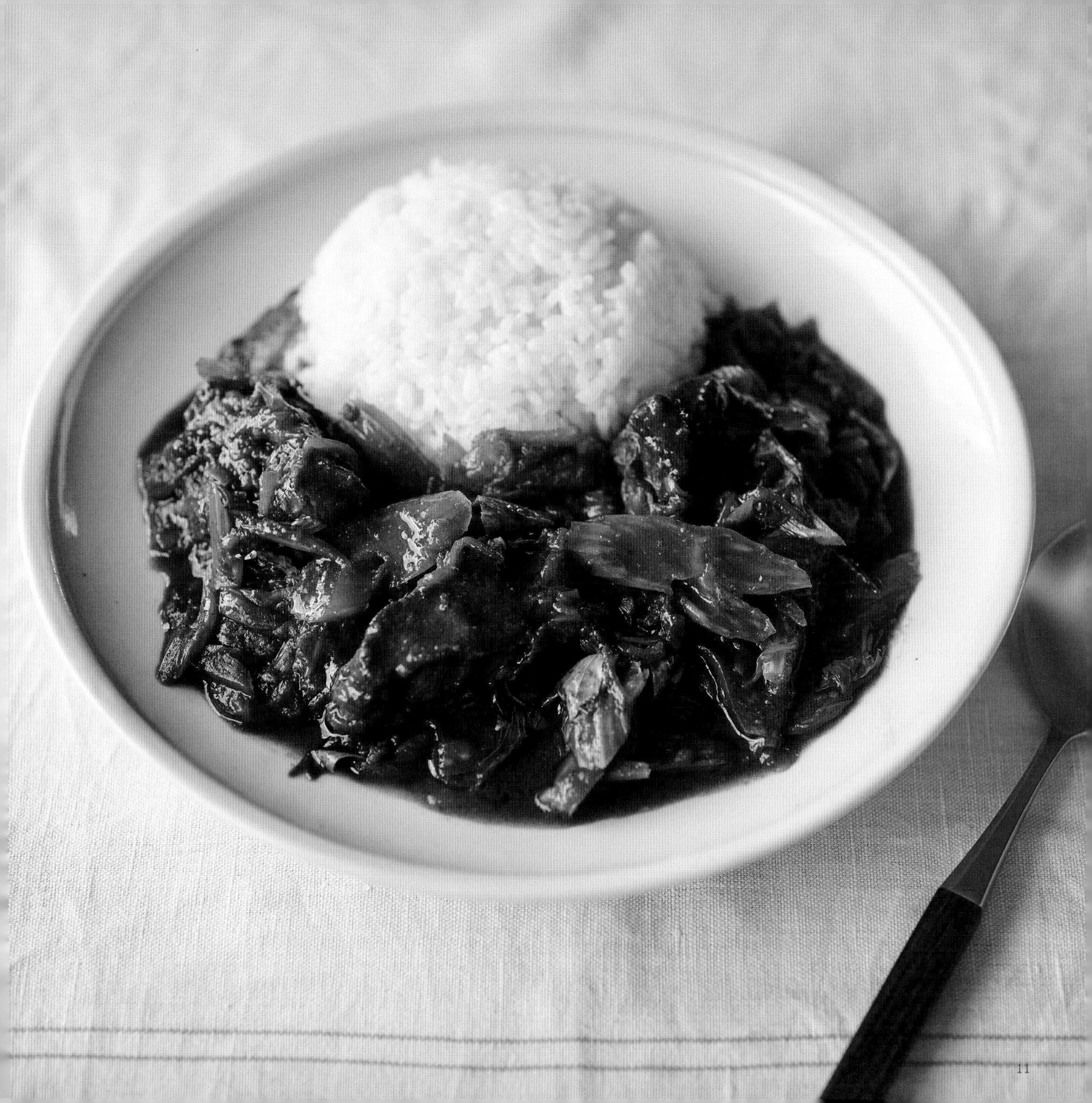

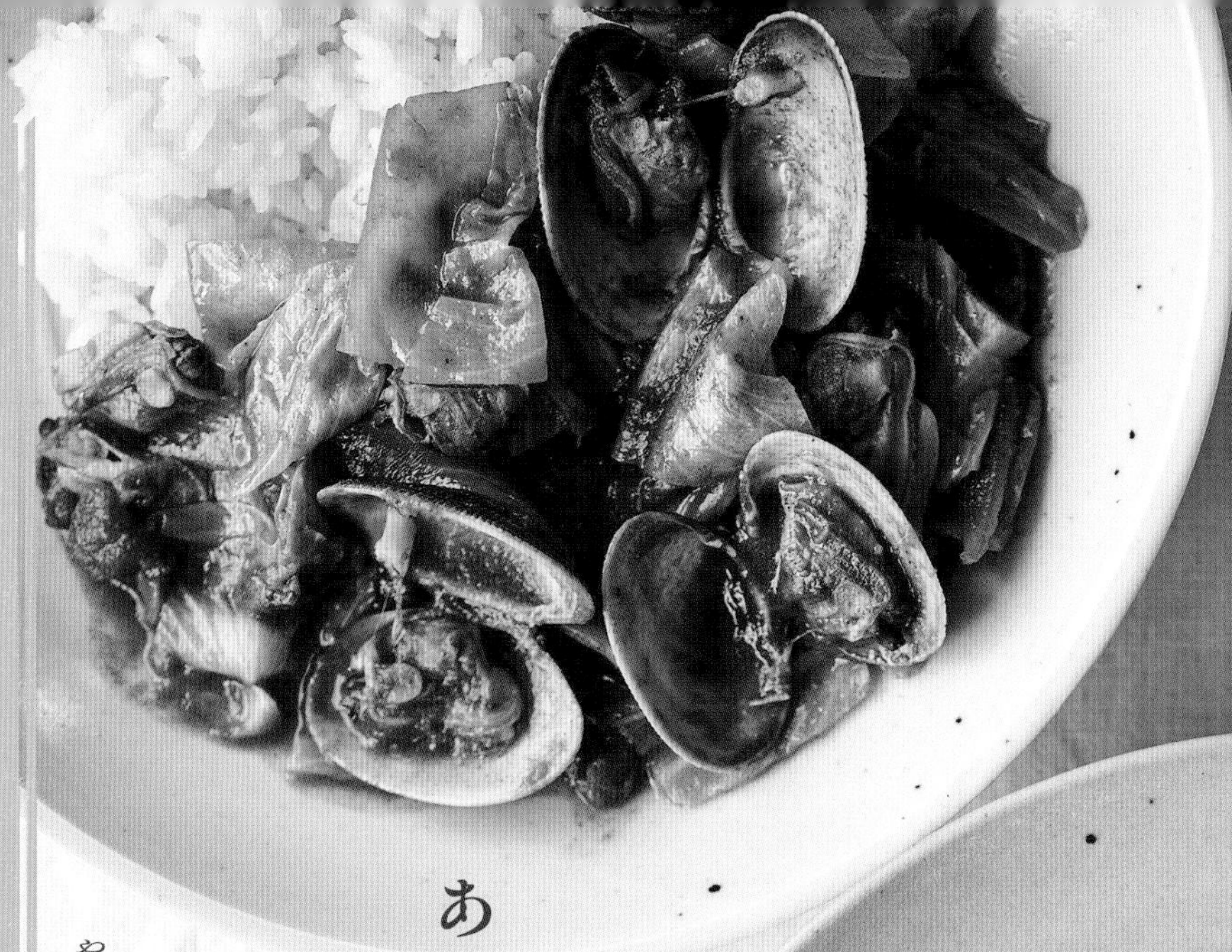

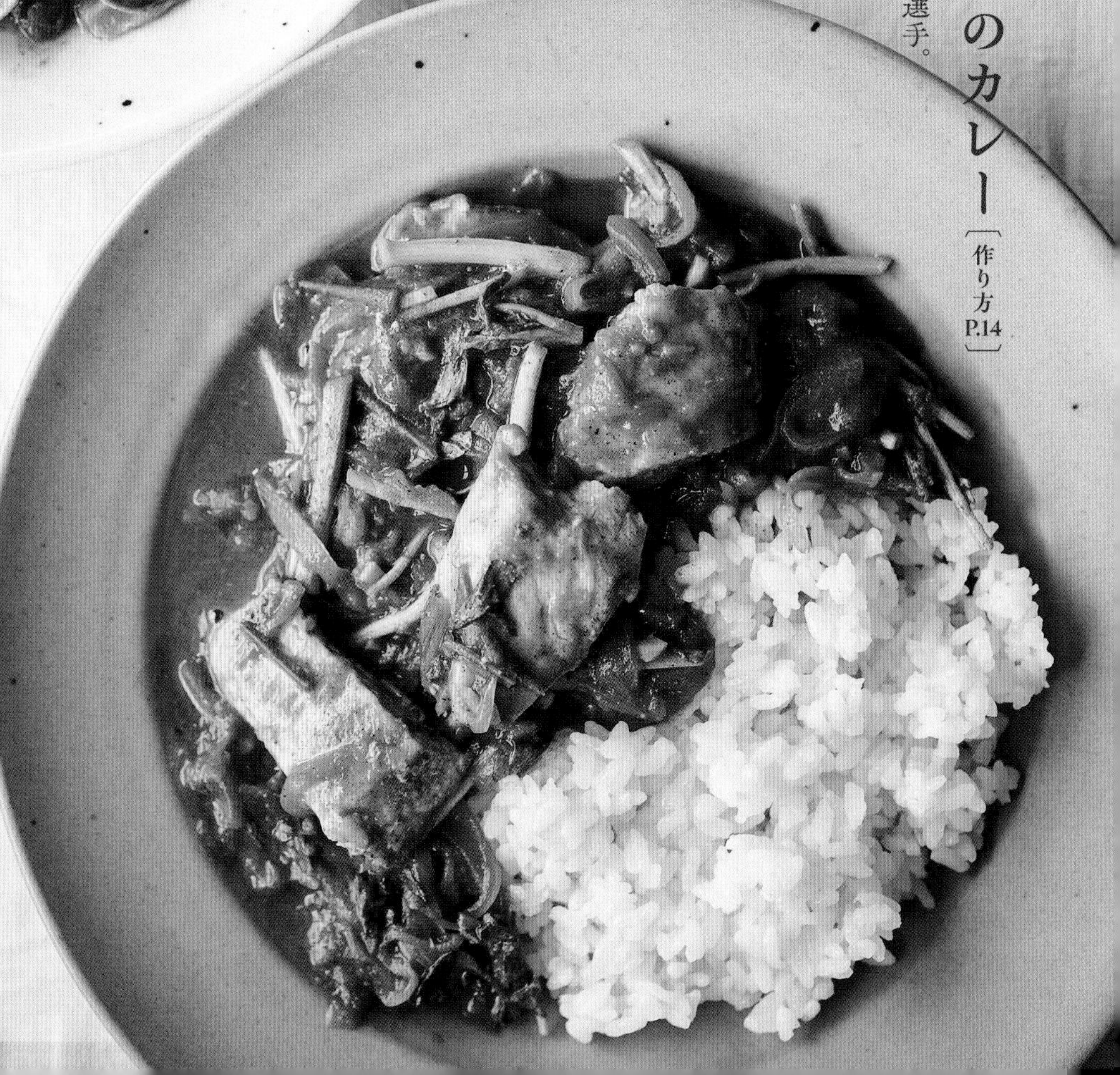

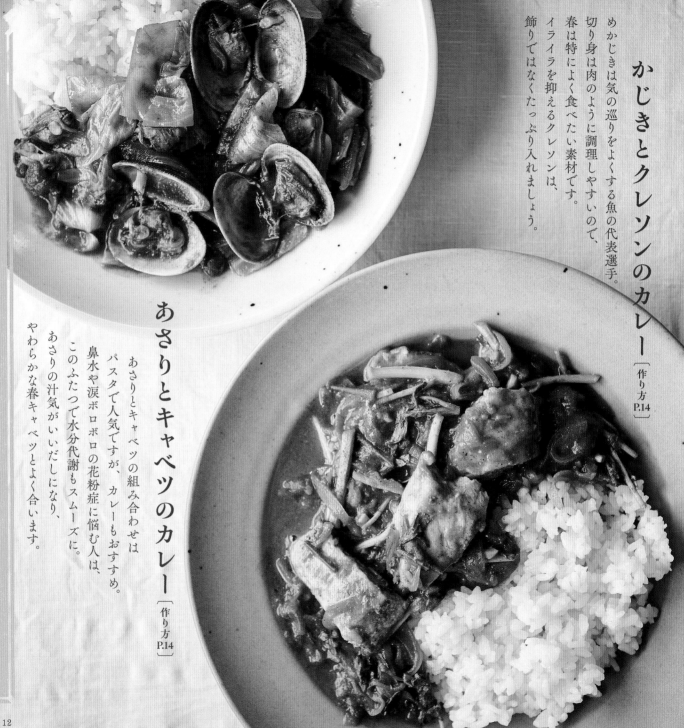

かじきとクレソンのカレー

作り方 P.14

めかじきは気の巡りをよくする魚の代表選手。
切り身は肉のように調理しやすいので、
春は特によく食べたい素材です。
イライラを抑えるクレソンは、
飾りではなくたっぷり入れましょう。

あさりとキャベツのカレー

作り方 P.14

あさりとキャベツの組み合わせは
パスタで人気ですが、カレーもおすすめ。
鼻水や涙ボロボロの花粉症に悩む人は、
このふたつで水分代謝もスムーズに。
あさりの汁気がいいだしになり、
やわらかな春キャベツとよく合います。

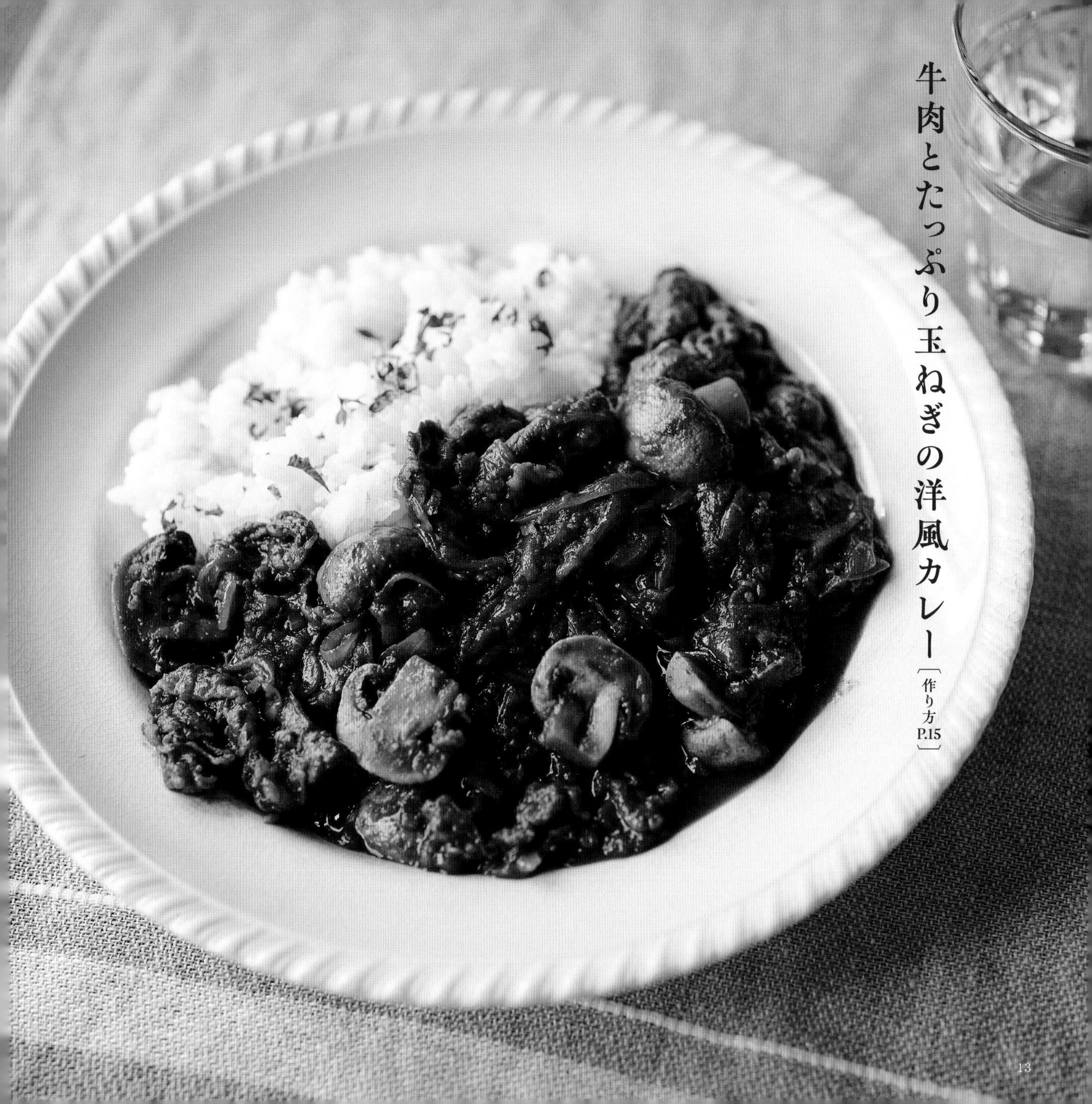

牛肉とたっぷり玉ねぎの洋風カレー

〔作り方 P.15〕

あさりとキャベツのカレー

材料（2人分）

あさり……300g
　⇒砂抜きしてこすり洗いし、水気をきる
キャベツ……¼個（250g）
　⇒ひと口大のざく切りにする
玉ねぎ……½個（100g）
　⇒8等分のくし形切りにする
白ワイン……100mℓ
A　しょうが（すりおろし）……小さじ2
　　にんにく（すりおろし）……小さじ½
　　トマト缶（ホールタイプ）……½缶（200g）
B　カレー粉……大さじ1
　　しょうゆ……小さじ2
　　塩……小さじ¼
オリーブオイル……大さじ1

作り方

1 フライパンにあさり、白ワインを入れ、ふたをして強めの中火で熱し、あさりの口がすべて開くまで加熱する。火を止め、あさりと汁に分け、あさりは⅔量ほど殻から身を外す。あさりの汁は水（分量外）を足し、200mℓになるようにする。
2 同じフライパンにオリーブオイルを強めの中火で熱し、キャベツ、玉ねぎを炒める。しんなりしたらAを加え、トマト缶をつぶしながら炒める。水気が少なくなったら中火にし、Bを加えて全体がなじむまで炒め、1のあさりの汁を加える。
3 煮立ったらふたをして、弱火で10分ほど煮る。1のあさりを戻し入れ、さっと煮る。

かじきとクレソンのカレー

材料（2人分）

めかじき（切り身）……3切れ（240g）
　⇒各4等分に切る
玉ねぎ……1個（200g）⇒薄切りにする
トマト……1個（200g）⇒1.5㎝角に切る
クレソン……1束（40g）⇒3㎝長さに切る
塩、こしょう……各少々
A　しょうが（みじん切り）……1かけ分
　　にんにく（みじん切り）……1かけ分
白ワイン……50mℓ
B　カレー粉……大さじ1
　　塩……小さじ½
水……200mℓ
オリーブオイル……大さじ½＋大さじ1

作り方

1 めかじきは塩、こしょうをふる。
2 フライパンにオリーブオイル大さじ½を中火で熱し、めかじきを焼く。両面に焼き色がついたら取り出す。
3 2のフライパンにオリーブオイル大さじ1を強めの中火で熱し、玉ねぎを入れ、「**じっくり**」色（P.5）になるまで炒める。中火にしてトマト、Aを加え、トマトがくずれて水気が少なくなるまで炒める。
4 白ワインを加えて煮立たせ、Bを加えて全体がなじむまで炒める。分量の水を加え、煮立ったら弱めの中火で5分ほど煮る。2、クレソンを加え、混ぜながらさらに1分ほど煮る。

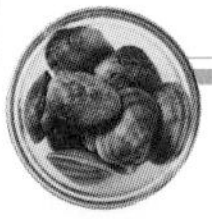
あさり⇒血を作る、水分代謝を促す

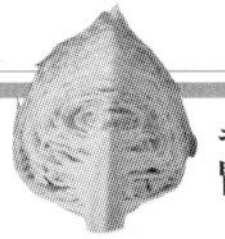
キャベツ⇒気の巡りをよくする、胃腸の調子を整える、水分代謝を促す

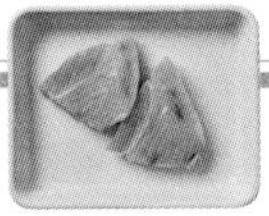
めかじき⇒気の巡りをよくする

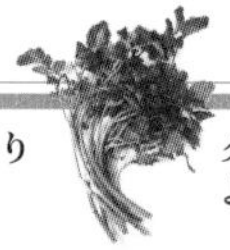
クレソン⇒気の巡りをよくする、水分代謝を促す

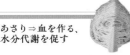

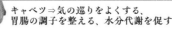

牛肉とたっぷり玉ねぎの洋風カレー

牛肉でしっかり血を作り、玉ねぎでそれを巡らせるカレー。
玉ねぎは普通のカレーの倍量をたっぷり加えました。
ビーフストロガノフのような、まろやかでリッチな味わいです。

材料（2人分）

牛切り落とし肉……150g
　⇒食べやすい大きさに切る
玉ねぎ……2個（400g）
　⇒薄切りにする
マッシュルーム……10個（120g）
　⇒汚れを拭き、縦半分に切る

A
- りんご……¼個
　⇒芯を除き、皮ごとすりおろす
- しょうが（すりおろし）……大さじ1
- にんにく（すりおろし）……小さじ1
- トマト缶（ホールタイプ）……½缶（200g）

B
- カレー粉……大さじ1
- 塩……小さじ½

赤ワイン……50mℓ

C
- 中濃ソース……小さじ2
- 水……200mℓ

バター（有塩）……20g
パセリ（みじん切り、お好みで）……適量

作り方

1. フライパンにバターを強めの中火で熱し、玉ねぎを入れて「**あめ色**」（P.5）になるまで炒める。Aを加え、トマト缶をつぶしながら炒める。水気が少なくなったら中火にし、Bを加えて全体がなじむまで炒め、牛肉、赤ワインを加えて炒める。
2. 牛肉の色が8割ほど変わったら、マッシュルーム、Cを加え、煮立ったらふたをして弱火で10分ほど煮る。
3. 器にごはん（分量外）と盛り、パセリを散らす。

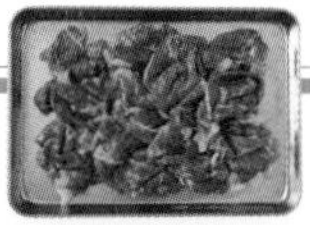

牛肉
⇒血を作る

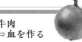

玉ねぎ
⇒気の巡りをよくする、解毒作用

にんじんと豆苗のマリネ

〔作り方P.18〕

豚ひき肉とにら、卵のカレー

〔作り方P.18〕

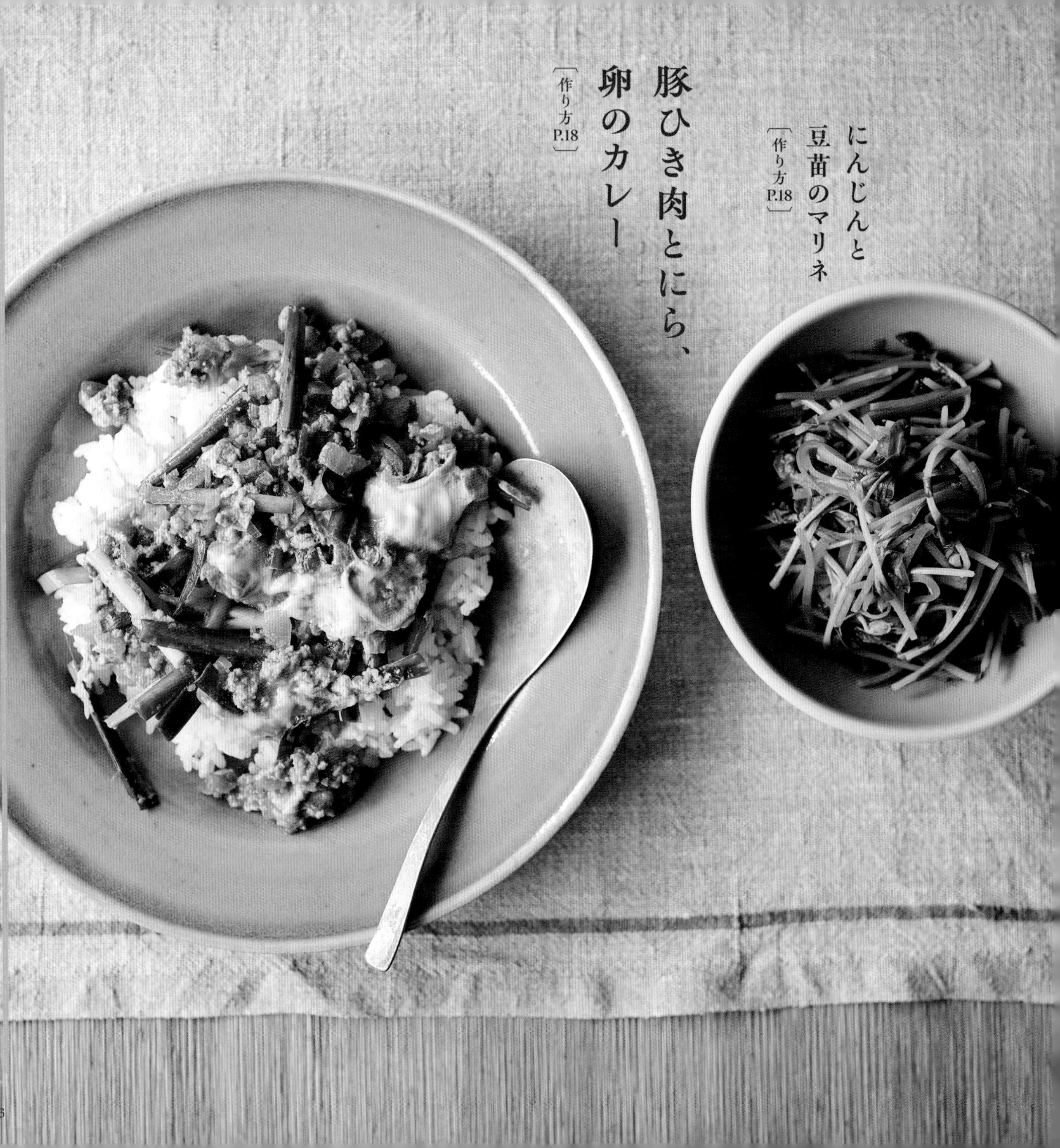

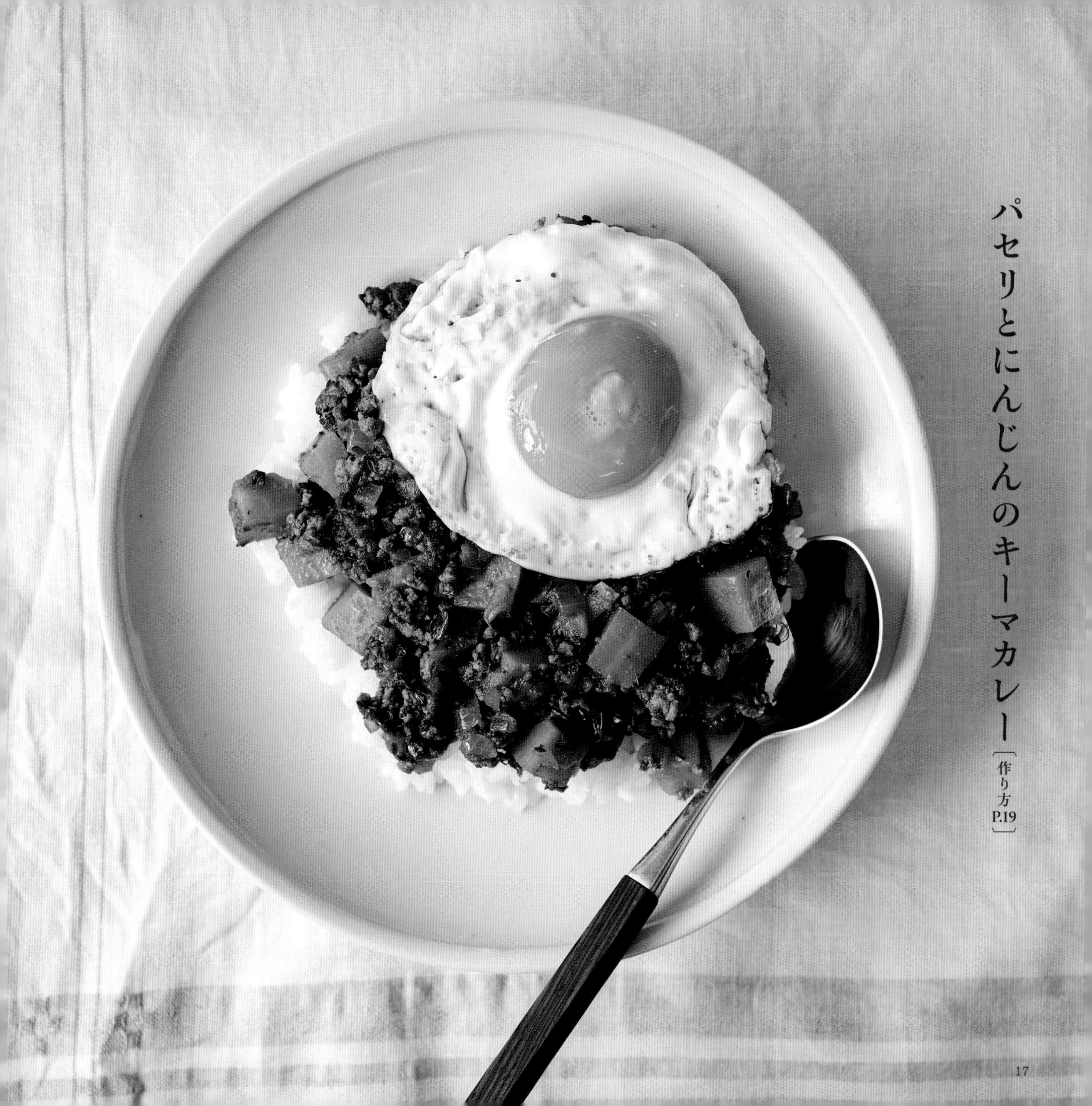

パセリとにんじんのキーマカレー

〔作り方 P.19〕

豚ひき肉とにら、卵のカレー

豚肉と卵、ふたつの血を作る食材に、気の巡りを整えるにらを加え、春らしいやさしい味わいのカレーに仕上げました。中華料理のような感覚で、さっと短時間で作れるのも魅力です。

材料（2人分）

豚ひき肉……150g
玉ねぎ……１個（200g）⇒粗みじん切りにする
トマト……１個（200g）⇒1.5㎝角に切る
にら……½束⇒４㎝長さに切る
卵……１個⇒割りほぐす
しょうが（みじん切り）……１かけ分
酒……大さじ２
A　カレー粉……小さじ２
　　しょうゆ……小さじ１
　　塩……小さじ¼
水……200mℓ
ごま油……大さじ½

作り方

1　フライパンにごま油を強めの中火で熱し、玉ねぎを入れて「**じっくり**」色（P.5）になるまで炒める。しょうが、ひき肉を加えて炒める。ひき肉の色が８割ほど変わったら、トマト、酒を加え、トマトのまわりがくずれてくるまで炒める。

2　中火にしてAを加えて全体がなじむまで炒め、分量の水を加える。煮立ったら弱めの中火で５分ほど煮る。にらを加えて中火にし、煮立ったところに卵を回し入れる。ふたをして弱めの中火で１分ほど加熱する。

にんじんと豆苗のマリネ

血を作り、おなかにもやさしいにんじんは、春のおすすめ素材。豆苗はイライラを抑え、デトックスもしてくれます。

材料（作りやすい分量）

にんじん……½本（80g）
　⇒５㎝長さの細切りにする
豆苗……1袋
　⇒根元を切り落とし、
　　３等分に切る
A　にんにく（すりおろし）……少々
　　酢……小さじ２
　　砂糖……小さじ½
　　塩……小さじ¼
　　オリーブオイル……大さじ１

作り方

1　耐熱のボウルににんじん、豆苗を順にのせ、ふんわりラップをし、電子レンジで２分加熱する。

2　別のボウルにAを合わせて砂糖、塩が溶けるまでよく混ぜる。水気をきった1を加えてあえる。

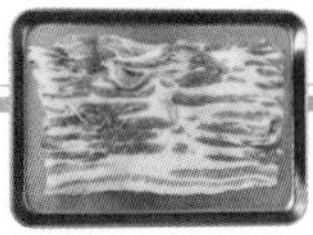

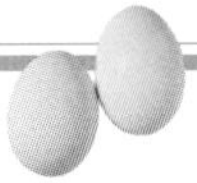

豚肉、卵
⇒血を作る

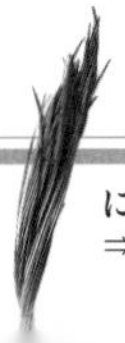

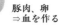

にら
⇒気の巡りをよくする、解毒作用

パセリとにんじんのキーマカレー

普段なかなか主役になりにくいパセリやにんじんですが、実は血を作る効果がある、栄養豊富な頼れる食材。にんじんの甘みをしっかり感じられるよう、大きめにカットします。

材料（2人分）

合いびき肉……200g
玉ねぎ……1個（200g）
　⇒粗みじん切りにする
にんじん……1本（160g）
　⇒1.5cm角に切る
パセリ……1袋（25g）
　⇒葉を摘み、粗く刻む

A
　しょうが（すりおろし）……大さじ1
　にんにく（すりおろし）……小さじ½
　トマト缶（ホールタイプ）
　　……½缶（200g）

B
　酒……大さじ2
　カレー粉……大さじ1
　塩……小さじ½

水……50mℓ
サラダ油……大さじ1
目玉焼き……2個

作り方

1. フライパンにサラダ油を強めの中火で熱し、玉ねぎを入れて**「じっくり」**色（P.5）になるまで炒める。ひき肉を加え、8割ほど色が変わったらにんじんを加えて炒める。
2. Aを加え、トマト缶をつぶしながら水気が少なくなるまで炒める。中火にし、Bを加えて全体がなじむまで炒め、分量の水、パセリを加える。煮立ったらふたをして弱火で7～8分、にんじんがやわらかくなるまで煮る。
3. 器にごはん（分量外）と盛り、目玉焼きをのせる。

目玉焼きの作り方

フライパンにサラダ油大さじ1を中火で熱し、卵2個をくっつかないように入れる。まわりの色が変わってきたら弱火にし、白身が白くなるまでふたをせずに加熱する。

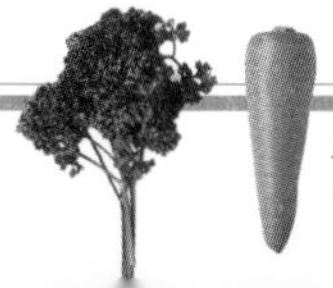

パセリ、にんじん
⇒血を作る、解毒作用

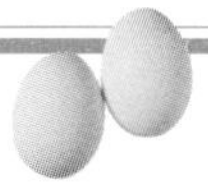

卵
⇒血を作る

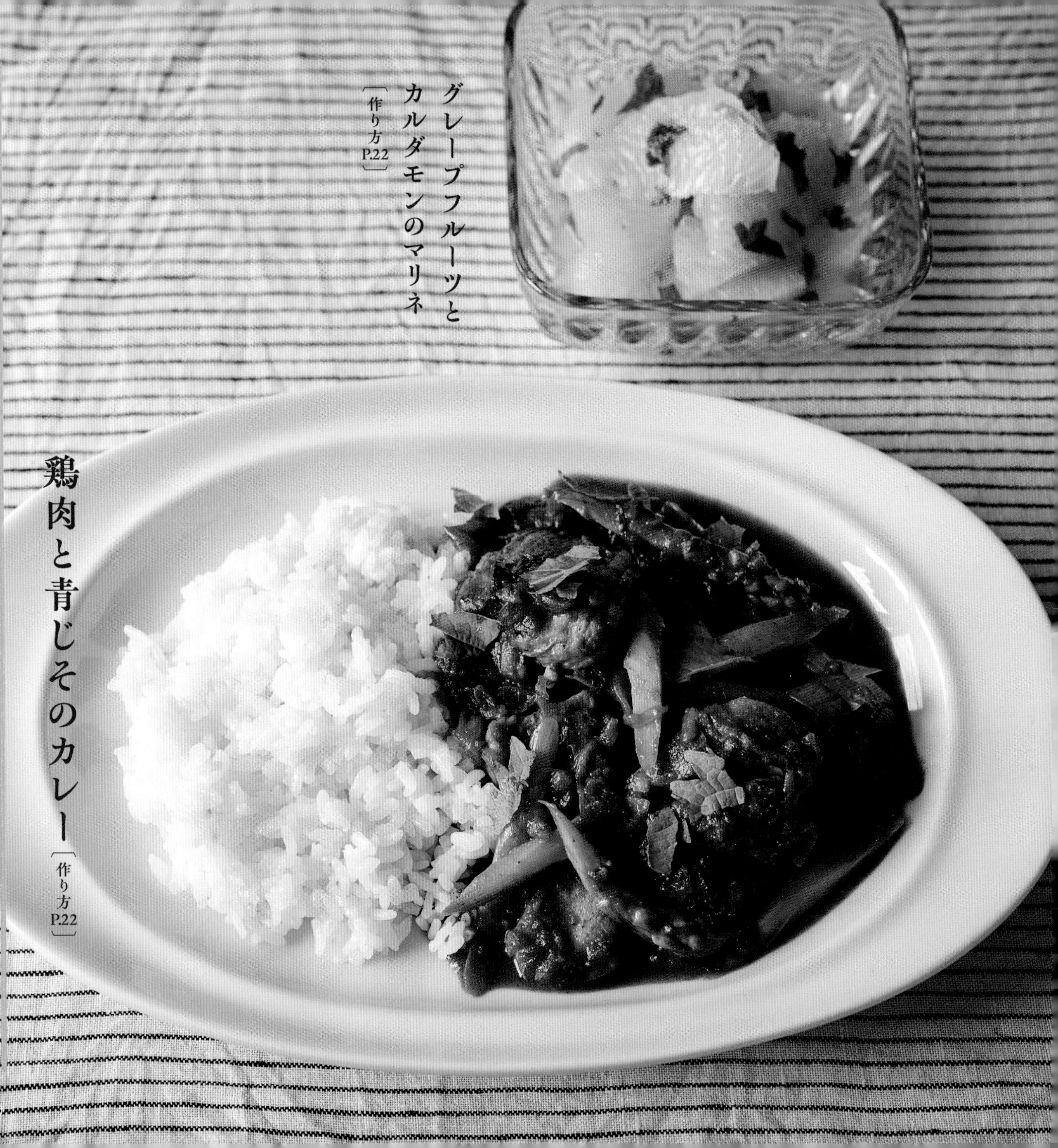

グレープフルーツとカルダモンのマリネ

〔作り方P.22〕

鶏肉と青じそのカレー

〔作り方P.22〕

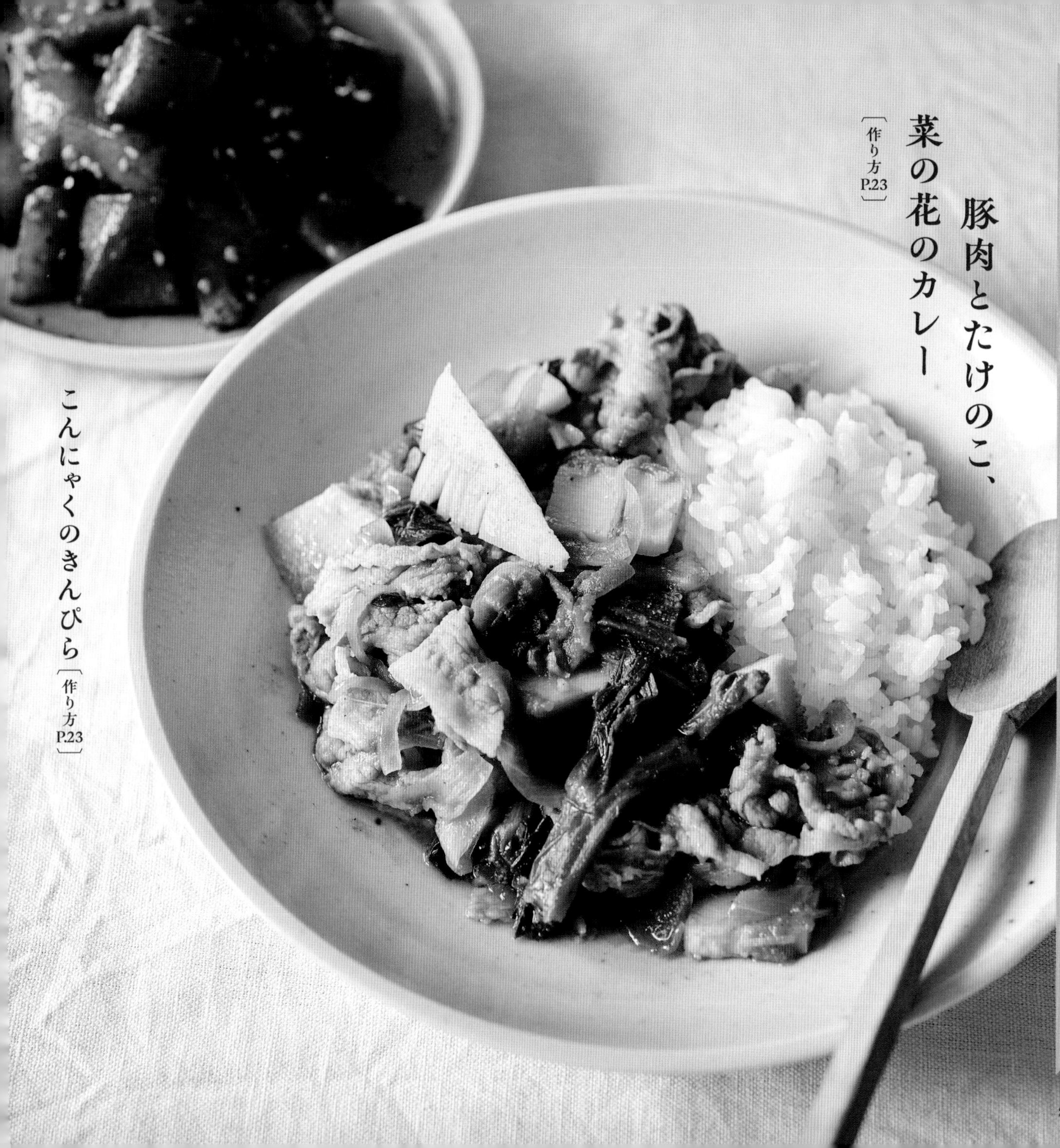

豚肉とたけのこ、菜の花のカレー

〔作り方 P.23〕

こんにゃくのきんぴら

〔作り方 P.23〕

鶏肉と青じそのカレー

和ハーブの代表・青じそは、香りで気の巡りを整えるだけでなく、高い解毒作用でも知られていて、花粉症対策にもおすすめ。風味を生かしたいので火入れは最小限に。カレーにもよく合います。

材料（2人分）

鶏もも肉……小1枚（250g）
　⇒余分な脂身を落とし、ひと口大に切る
玉ねぎ……1個（200g）
　⇒薄切りにする
アスパラガス……1束（4～5本）
　⇒根元を切り落とし、下⅓の皮をピーラーでむき、6等分の斜め切りにする
青じそ……10枚
　⇒7枚は粗いみじん切り、残りは手でちぎる
塩、粗びき黒こしょう……各少々
A
　しょうが（すりおろし）……小さじ1
　にんにく（すりおろし）……小さじ½
　トマト缶（ホールタイプ）……½缶（200g）
B
　カレー粉……大さじ1
　塩……小さじ½
水……200mℓ
サラダ油……大さじ1

作り方

1. 鶏肉は塩、こしょうをふる。
2. フライパンにサラダ油を強めの中火で熱し、玉ねぎを入れて「**こってり**」色（P.5）になるまで炒める。中火にして玉ねぎを片側に寄せ、鶏肉を皮面から加え、軽く焼き色がつくまで焼く。
3. Aを加え、トマト缶をつぶしながら炒める。水気が少なくなったらアスパラガス、Bを加えて炒め合わせる。全体がなじんだら分量の水を加え、煮立ったらふたをして弱火で7分ほど煮る。粗みじん切りの青じそを加えてさっと混ぜる。
4. 器にごはん（分量外）と盛り、ちぎった青じそを散らす。

グレープフルーツとカルダモンのマリネ

柑橘類やハーブ、スパイスは気の巡りをよくする効果が。カレーを食べたあとにぴったりな、デザート感覚のマリネです。

材料（作りやすい分量）

グレープフルーツ……1個
ミント……適量
A
　はちみつ、オリーブオイル……各小さじ1
　カルダモンパウダー……ひとつまみ

作り方

1. グレープフルーツは薄皮から実を外す。ミントは葉を摘んで、粗く刻む。
2. 食べる直前に、ボウルに*1*、Aを入れ、さっとあえる。

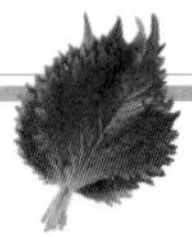

青じそ⇒
気の巡りをよくする、解毒作用

豚肉とたけのこ、菜の花のカレー

冬にため込んだものを出したいときに食べたい、デトックスカレー。だしがたくさん入った、カレーそばを思わせる味わいで、軽やかなしゃぶしゃぶ用肉を使い、スープ感覚で食べられます。

材料（2人分）

豚バラ薄切り肉（しゃぶしゃぶ用）……150g
⇒食べやすい長さに切る
玉ねぎ……1個（200g）
⇒長さ半分の薄切りにする
トマト……1個（200g）⇒1.5cm角に切る
たけのこ（水煮）……150g
⇒4cm長さに切り、穂先はくし形切り、根元は薄切りにする
菜の花……100g⇒長さを半分に切る
A しょうが（みじん切り）……1かけ分
にんにく（みじん切り）……1かけ分
水……50mℓ
B カレー粉……大さじ1
塩……小さじ¾
だし汁……250mℓ
サラダ油……大さじ1

作り方

1 フライパンにサラダ油を強めの中火で熱し、玉ねぎを入れて「**じっくり**」色（P.5）になるまで炒める。Aを加え、香りが立ってきたら、トマト、分量の水を加えてトマトがくずれて水気が少なくなるまで炒める。中火にし、Bを加えて全体がなじむまで炒める。

2 中火のまま、豚肉、たけのこ、菜の花を加えて炒める。豚肉の色が8割ほど変わったら、だし汁を加える。煮立ったらふたをして、弱火で8分ほど煮る。

こんにゃくのきんぴら

余分な水分を排出するこんにゃくは花粉症対策の強い味方。手軽に作れ、常備菜的にも活用したい一品です。

材料（2人分）

こんにゃく……1枚（250g）
⇒スプーンで食べやすい大きさにちぎる
A しょうゆ……大さじ1
酒、みりん……各大さじ1
赤唐辛子（小口切り）……1本分
白いりごま……小さじ2
ごま油……小さじ2

作り方

1 鍋に湯を中火で沸かし、こんにゃくを入れる。2分ほどゆでてざるに上げ、水気をきる。

2 フライパンにごま油を中火で熱し、1、Aを加え、水気がなくなるまで炒める。白いりごまを加えて混ぜる。

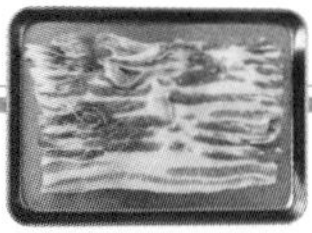
豚肉
⇒血を作る

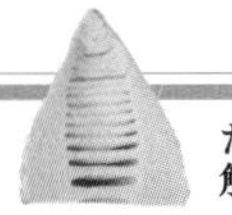
たけのこ⇒水分代謝を促す、解毒作用

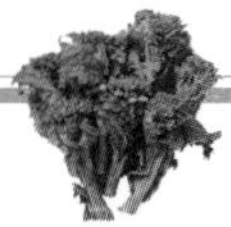
菜の花
⇒解毒作用

梅雨カレー

湿気が多く、ジメジメと蒸し暑い梅雨。海に囲まれた日本は特に湿気が多く
この湿気と暑さで体調を崩す人が多くなり、そのまま夏バテに突入するパターンも。
また胃腸は湿気にとても弱く、この時季もっともダメージを受けやすくなります。

梅雨に起こりやすい不調

むくみ

体にとって水分は必要不可欠ですが、一方で余分な水分がたまると、あちこちで悪さをすると東洋医学では考えます。水分のとりすぎだけでなく、梅雨のような湿度の高い気候も、余分な水分がたまる原因に。むくんだ体は、ちょっとのことで体調を崩しやすくなります。

重だるい

体内に水分がたまり続けると、老廃物の代謝がうまくできなくなり、体が重くだるく感じて動くのがおっくうになったり、頭痛やめまいといった症状を引き起こしたりします。この時季から冷房も強くなるので汗もかけず、ますます水分が出せにくくなっていきます。

食欲不振

胃腸はジメジメした湿気が大の苦手で、湿度が高いとたんに消化機能が低下。また「暑いから」と冷たい飲み物をとりすぎると、さらに胃腸は弱ります。食べ物からうまく栄養を吸収することができなくなり、体力や気力も低下。そのまま夏バテのコースになります。

梅雨の不調の改善食材

むくみ

体内にたまった余計な水分を排出するためには、利尿作用のある食材をよく食べましょう。代表的なものは**緑豆もやし**や、**冬瓜**、**とうもろこし**。コーン缶はゆでずにそのまま活用できるので手軽です。そのほか**なす**、**大豆**、**枝豆**、**きゅうり**などもおすすめです。

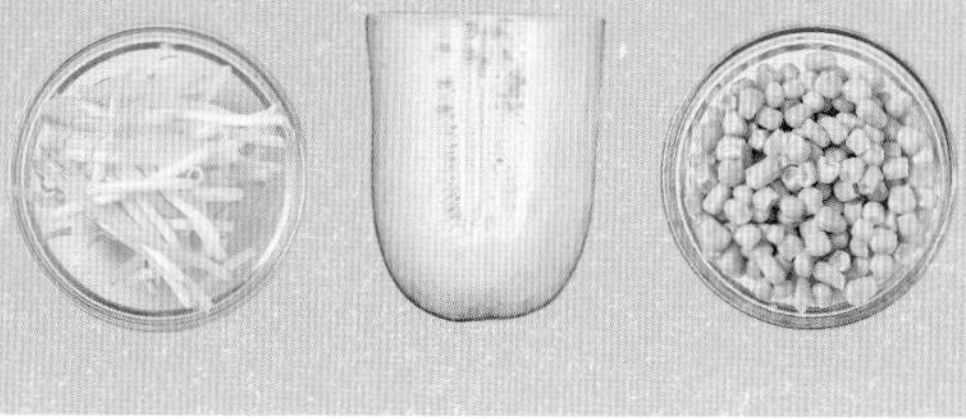

重だるい

体内にある水分を動かし、気を補う食材をしっかり食べましょう。豆類やウリ科の野菜が、水の巡りをよくすると言われています。「むくみ」の項目にある食材も共通してとりましょう。**アボカド**、**大豆**、**枝豆**のほか、**冬瓜**、**とうもろこし**、**緑豆もやし**などを食べて。

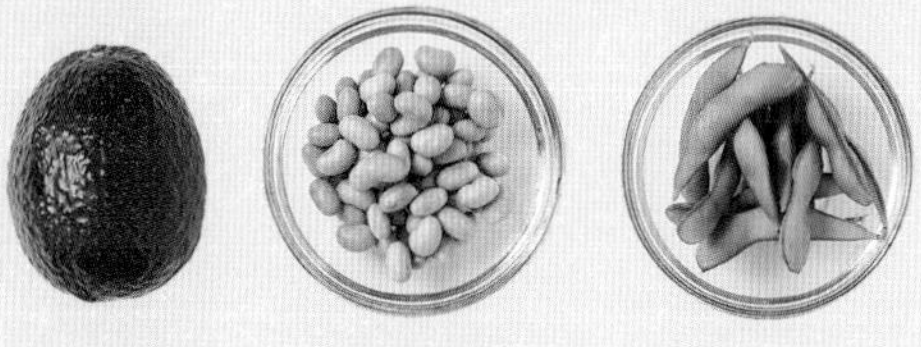

食欲不振

胃腸にある余分な湿気を出しつつ、おなかをいたわる食材、食欲を増進する食材を上手に取り入れていきましょう。**なす**、**じゃがいも**、**オクラ**のほか、**キャベツ**、**アボカド**、**ココナッツ**、**とうもろこし**、**バジル**、**枝豆**など。カレーのお供、**ごはん**も胃腸を元気にする働きがあります。

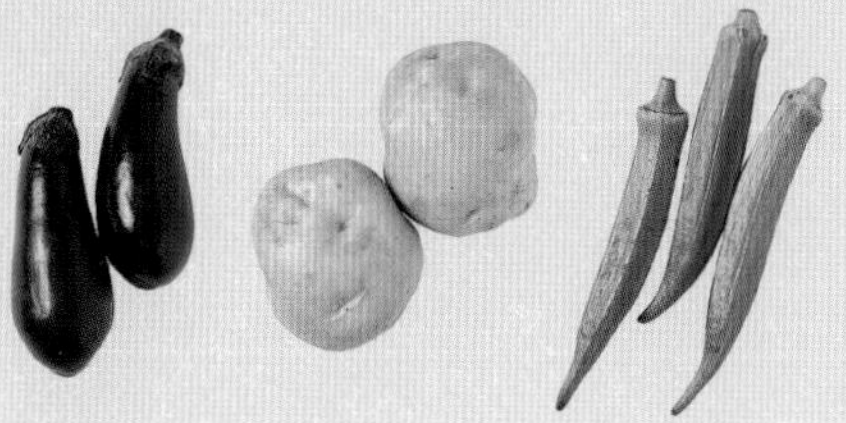

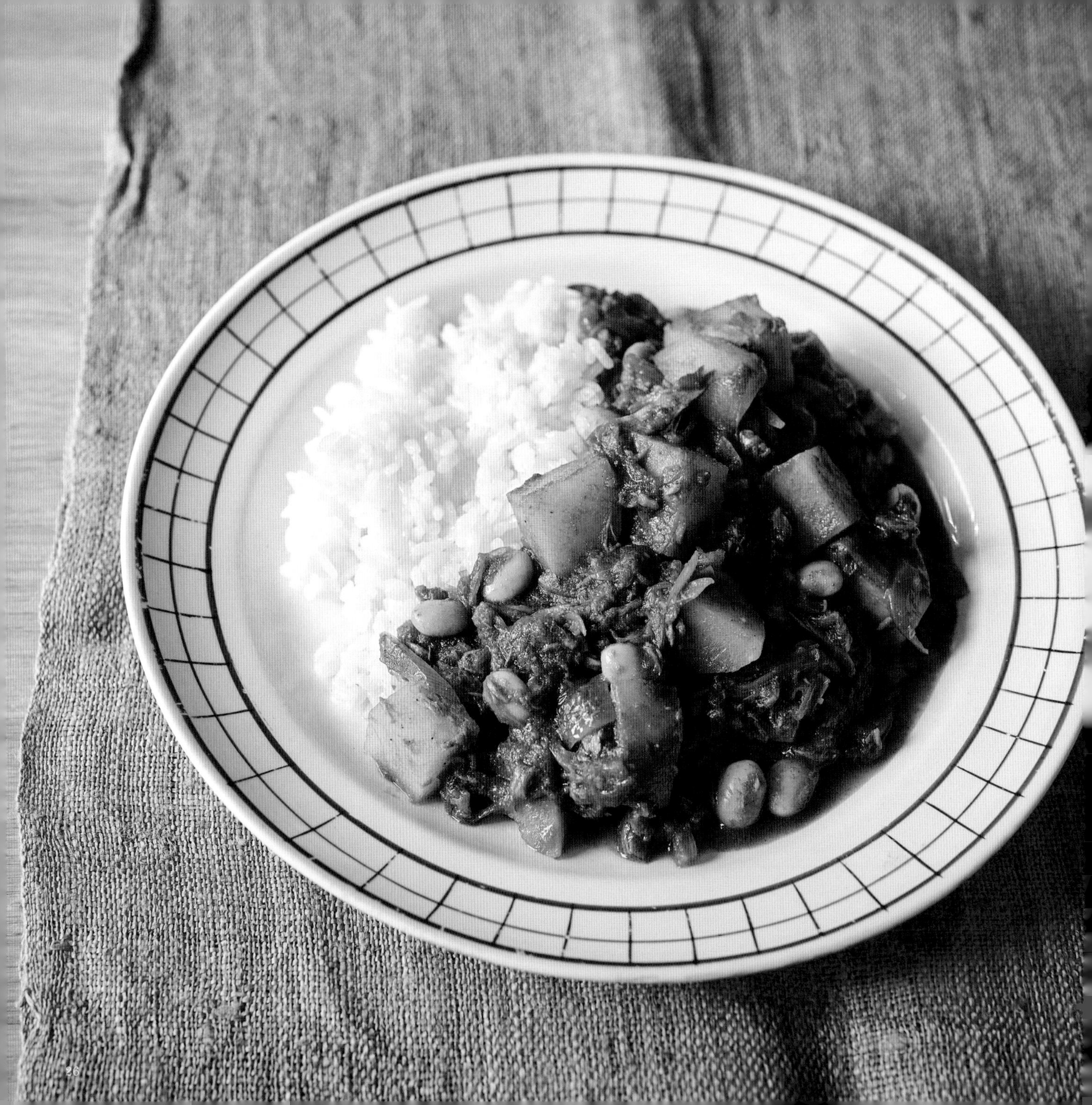

ツナ缶とじゃがいも、枝豆のカレー

梅雨どきに食欲がなくなる人に食べてもらいたいカレー。
保存のきくツナ缶や冷凍枝豆を活用して手軽に作れる一品です。
肉が入らないので、胃腸への負担も軽やかです。

材料（2人分）

ツナ缶……1缶（70g）
　⇒汁気をきる
玉ねぎ……1個（200g）
　⇒長さ半分の薄切りにする
じゃがいも……2個（200g）
　⇒2cm角に切る
枝豆（冷凍、さやつき）……100g
　⇒さやから出す

A
しょうが（みじん切り）……1かけ分
にんにく（みじん切り）……1かけ分
トマト缶（ホールタイプ）……½缶（200g）

B
カレー粉……大さじ1
塩……小さじ½

C
水……150mℓ
中濃ソース……大さじ½

サラダ油……大さじ1

作り方

1 フライパンにサラダ油を強めの中火で熱し、玉ねぎを入れて**「じっくり」**色（P.5）になるまで炒める。**A**を加えてトマト缶をつぶしながら炒め、水気が少なくなってきたら中火にして、**B**を加えて全体がなじむまで炒める。

2 じゃがいもを加えて炒め、まわりが透き通ってきたら、ツナ缶、**C**を加える。煮立ったらふたをして弱火で8分ほど煮る。枝豆を加え、ふたをしてさらに2分ほど、じゃがいもがやわらかくなるまで煮る。

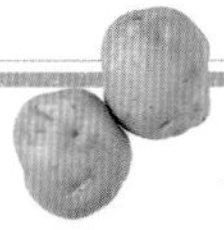
じゃがいも⇒胃腸の調子を整える、気を補う

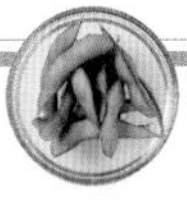
枝豆⇒水分代謝を促す、気を補う、胃腸の調子を整える

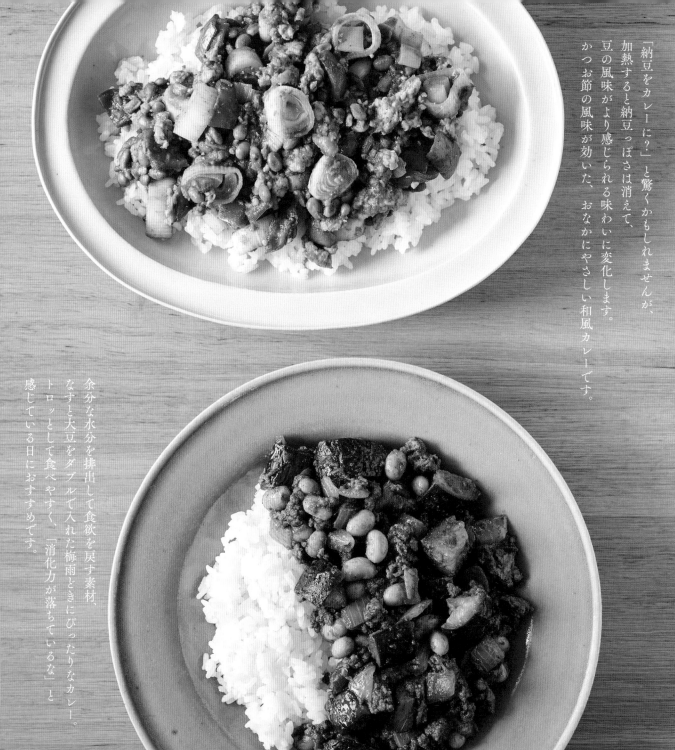

梅雨

納豆の和風キーマカレー

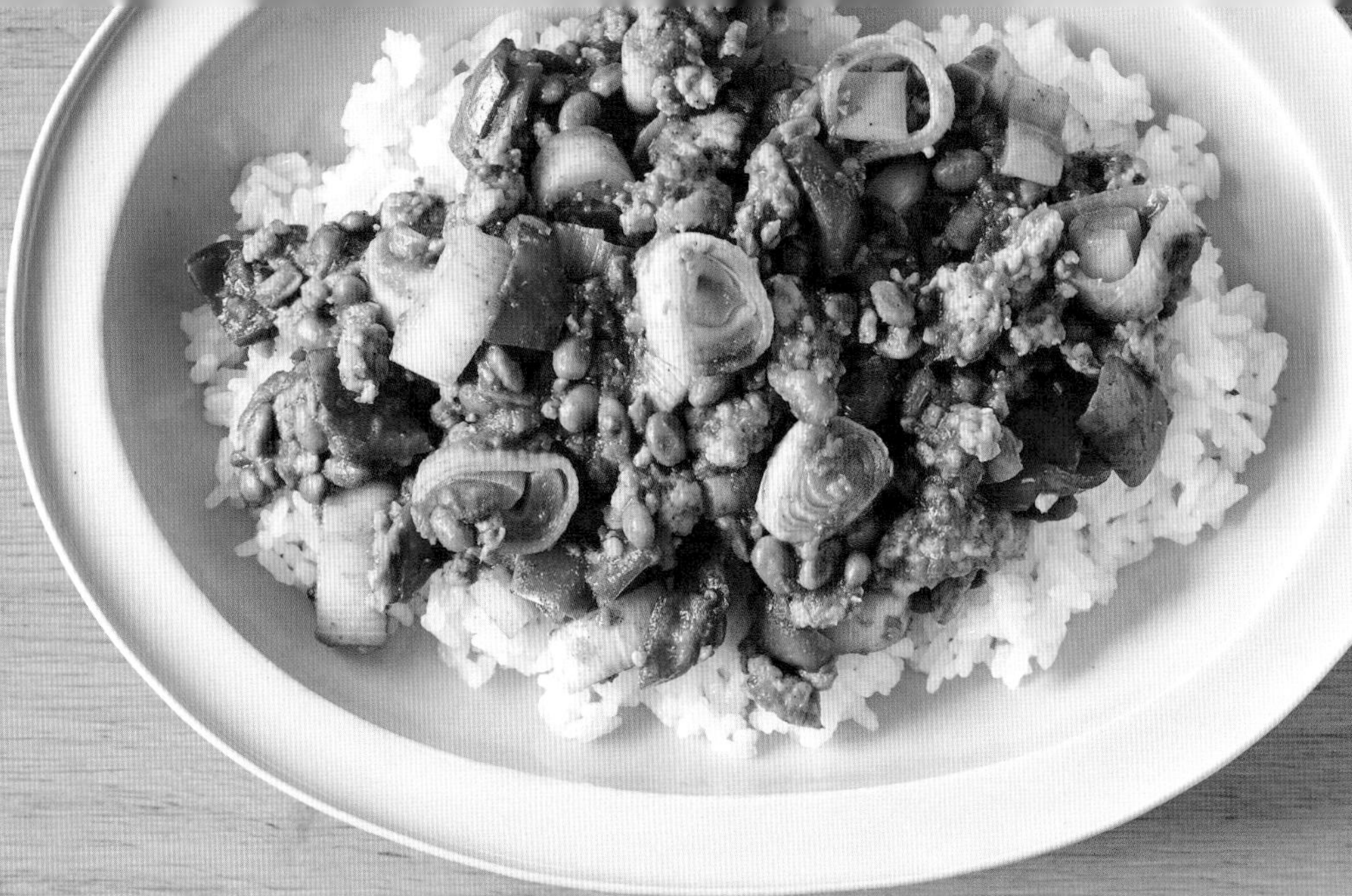

「納豆をカレーに?」と驚くかもしれませんが、
加熱すると納豆っぽさは消えて、
豆の風味がより感じられる味わいに変化します。
かつお節の風味が効いた、おなかにやさしい和風カレーです。

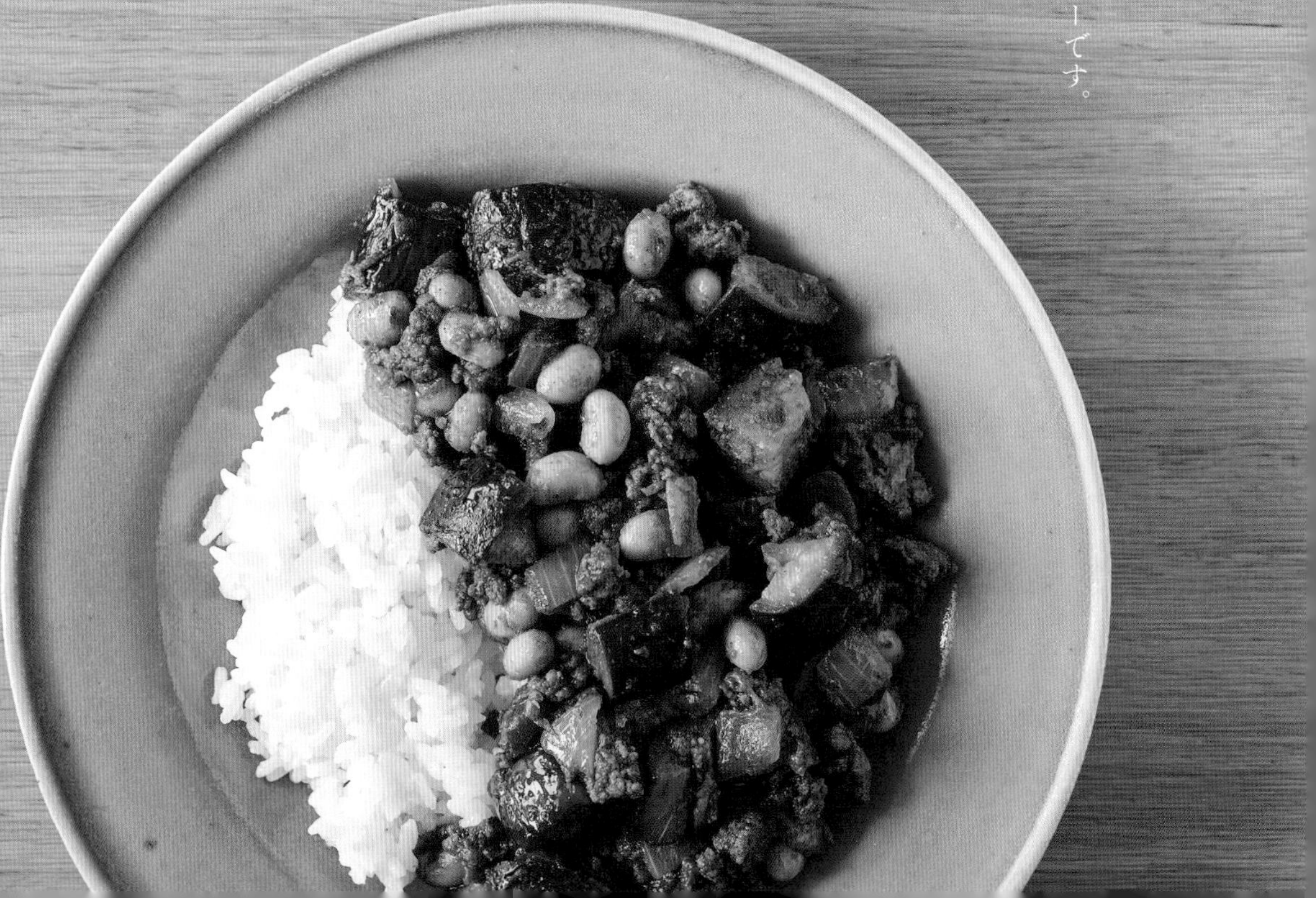

＊ 重だるい ＊ 食欲不振

余分な水分を排出して食欲を戻す素材、
なすと大豆をダブルで入れた梅雨どきにぴったりなカレー。
トロッとして食べやすく、「消化力が落ちているな」と
感じている日におすすめです。

納豆の和風キーマカレー

材料（2人分）

鶏ひき肉……150g
納豆……２パック（90g）
ピーマン……３個⇒1.5㎝角に切る
長ねぎ……１本⇒１㎝幅の輪切りにする
しょうが（みじん切り）……2かけ分
A　カレー粉、トマトケチャップ……各大さじ1
　　しょうゆ……大さじ½
　　塩……小さじ¼
B　水……100㎖
　　片栗粉……小さじ½
削り節……５g
ごま油……小さじ２

作り方

1　フライパンにごま油、しょうがを中火で熱し、香りが立ったらひき肉を加えて炒める。ひき肉の色が８割ほど変わったら、納豆、ピーマン、長ねぎを加えて炒める。長ねぎがしんなりしたらAを加えて全体がなじむまで炒める。

2　火を止めて、よく混ぜたB、削り節を加えて混ぜる。再び中火にかけ、全体を混ぜながらとろみがつくまで２～３分炒める。

なすと大豆のキーマカレー

材料（2人分）

合いびき肉……150g
玉ねぎ……½個（100g）⇒１㎝角に切る
なす……３本（240g）⇒２㎝角に切る
大豆（水煮）……60g
A　しょうが（すりおろし）……大さじ½
　　にんにく（すりおろし）……小さじ½
　　トマト缶（ホールタイプ）……½缶（200g）
B　カレー粉……大さじ１
　　しょうゆ……小さじ２
　　塩……小さじ¼
水……50㎖
サラダ油……小さじ２

作り方

1　フライパンにサラダ油を中火で熱し、玉ねぎを入れて「**じっくり**」色（P.５）になるまで炒める。ひき肉を加えて炒め、ひき肉の色が８割ほど変わったら、なすを加えて炒める。油が回ったらふたをして、３分ほど蒸し焼きにする。

2　Aを加えてトマト缶をつぶしながら炒める。水気が少なくなったら、Bを加えて全体がなじむまで炒める。分量の水、大豆を加え、煮立ったらふたをして弱火で７分ほど煮る。

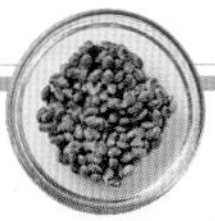
納豆⇒胃腸の調子を整える、気を補う

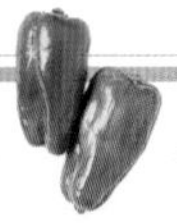
ピーマン⇒胃腸の調子を整える

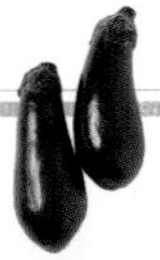
なす⇒水分代謝を促す、胃腸の調子を整える

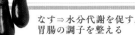

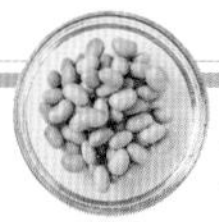
大豆⇒水分代謝を促す、気を補う、胃腸の調子を整える

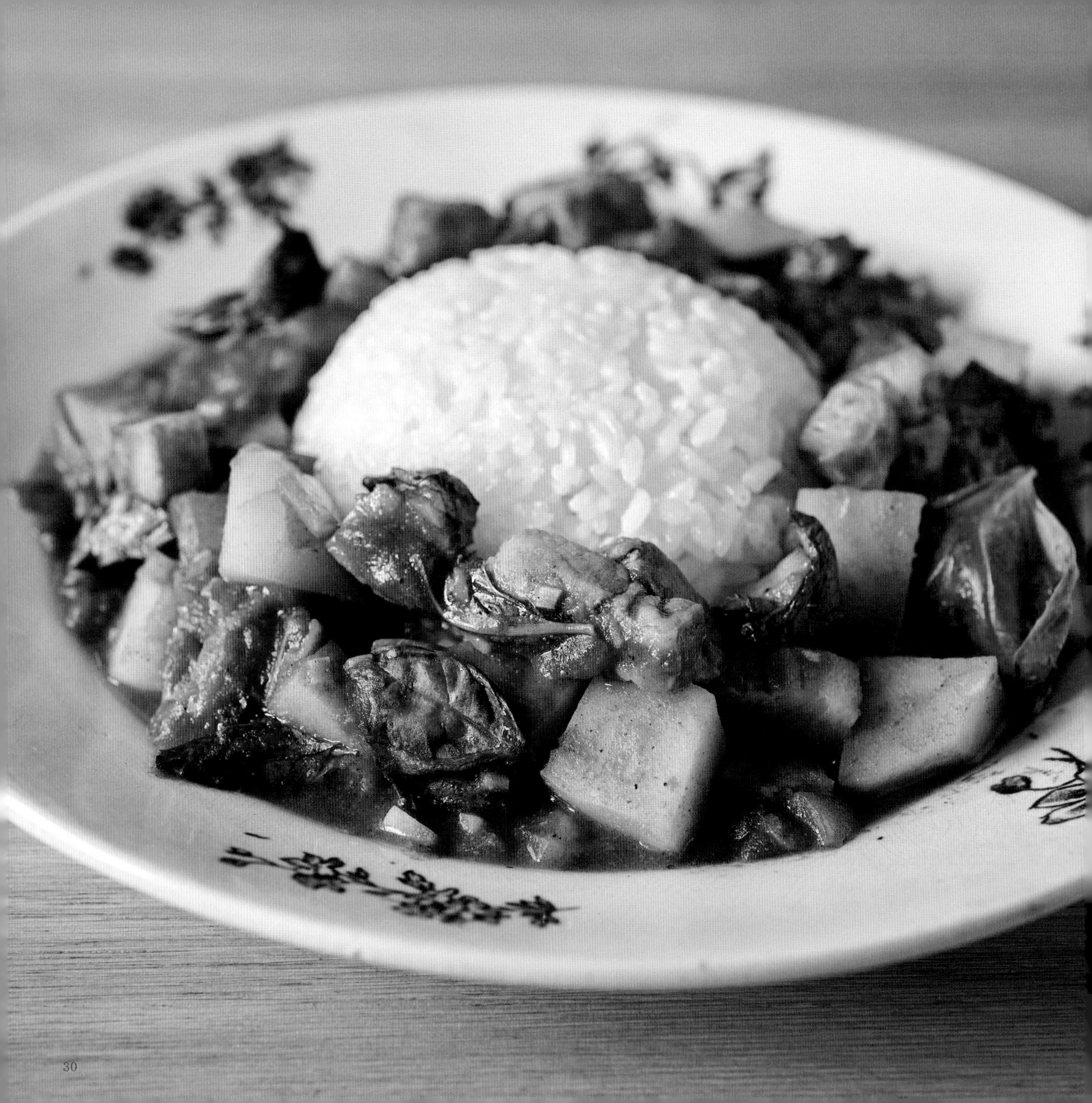

じゃがいもとバジルのカレー

おなかにやさしいじゃがいもに、湿気を取るバジルをたっぷりと。
ベーコンを炒めて脂を出し、そのうまみをじゃがいもに移すようにします。
ベーコンの塩分によって、加える塩の量を加減してください。

材料（2人分）

ブロックベーコン……100g
⇒１cm幅の棒状に切る
玉ねぎ……½個（100g）
⇒１cm角に切る
じゃがいも……３個（300g）
⇒２cm角に切る
バジルの葉……１パック分（正味10g）
しょうが（みじん切り）……１かけ分
にんにく（みじん切り）……１かけ分
A トマト缶（ホールタイプ）……½缶（200g）
　カレー粉……大さじ１
　塩……小さじ½
水……200mℓ
粗びき黒こしょう……適量
オリーブオイル……大さじ１

作り方

1 フライパンにオリーブオイル、しょうが、にんにくを中火で熱し、香りが立ってきたら玉ねぎ、ベーコンを加え、玉ねぎが「**じっくり**」色（P.５）になるまで炒める。じゃがいもを加えて炒め、まわりが透き通ってきたらAを加えて、トマト缶をつぶしながら水気が少なくなるまで炒める。
2 分量の水を加え、煮立ったらふたをして弱火で10分ほど煮る。バジルをちぎって加え、こしょうをふり、さっと混ぜる。

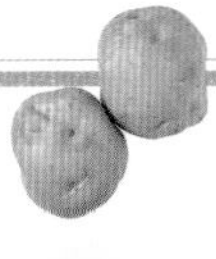

じゃがいも
⇒胃腸の調子を整える、気を補う

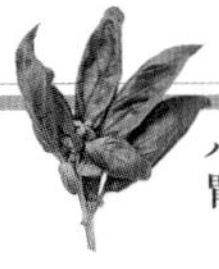

バジル⇒水分代謝を促す、
胃腸の調子を整える

オクラとコーンのカレー

「むくみ取りにはコーン」は、覚えておきたい食養生です。
炒めて5分、煮るのも5分、すぐに作れるクイックカレー。
お肉を入れないベジタリアンカレーなのに、満足度の高さも魅力です。

材料（2人分）

オクラ……16本（180g）
　⇒ガクをむき、斜め半分に切る
コーン缶……120g（水気をきった正味）
玉ねぎ……1個（200g）
　⇒1cm角に切る
A｜しょうが（すりおろし）……小さじ2
　｜にんにく（すりおろし）……小さじ½
　｜トマト……1個（200g）
　｜　⇒1.5cm角に切る
B｜カレー粉……大さじ1
　｜塩……小さじ½
水……100mℓ
サラダ油……大さじ1

作り方

1 フライパンにサラダ油を強めの中火で熱し、玉ねぎを入れ、「**あっさり**」色（P.5）になるまで炒める。**A**を加え、トマトがくずれて水気が少なくなるまで炒める。中火にして**B**を加えて全体がなじむまで炒め、オクラ、コーンを加えて炒める。

2 分量の水を加え、煮立ったらふたをして弱めの中火で5分ほど煮る。

キャベツのマリネ

キャベツといえば、胃腸にやさしい野菜の代表選手。
この箸休めがあれば、カレーもすいすい食べられます。

材料（作りやすい分量）

キャベツ……¼個（250g）
　⇒1cm幅に切る
塩……小さじ½
A｜レモン汁……大さじ1
　｜オリーブオイル……大さじ1
　｜砂糖……小さじ1
　｜塩……小さじ¼

作り方

1 キャベツは塩小さじ½でもんで15分おき、水気をよく絞る。

2 ボウルに**A**を合わせて混ぜ、*1*を加えてあえる。

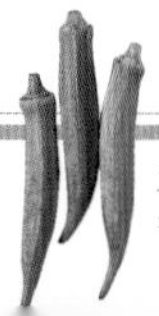

オクラ
⇒胃腸の調子を整える

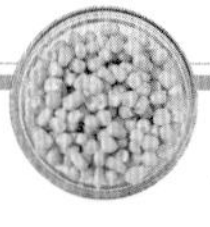

コーン缶⇒胃腸の調子を整える、
水分代謝を促す

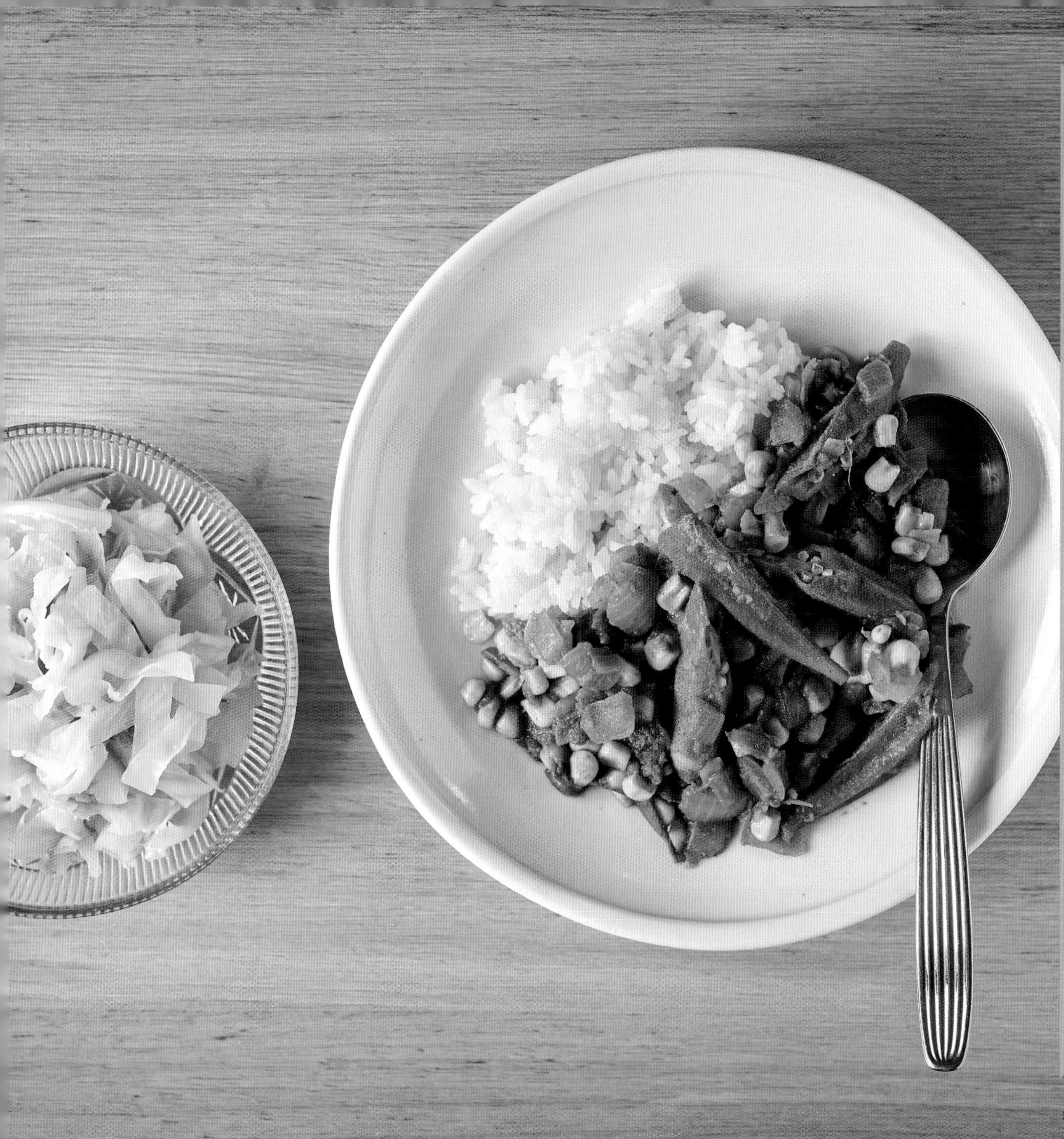

梅雨

オクラとコーンのカレー

むくみ＊重だるい＊食欲不振

梅雨

緑豆もやしと青じそのマリネ

むくみ ＊ 重だるい ＊ 食欲不振

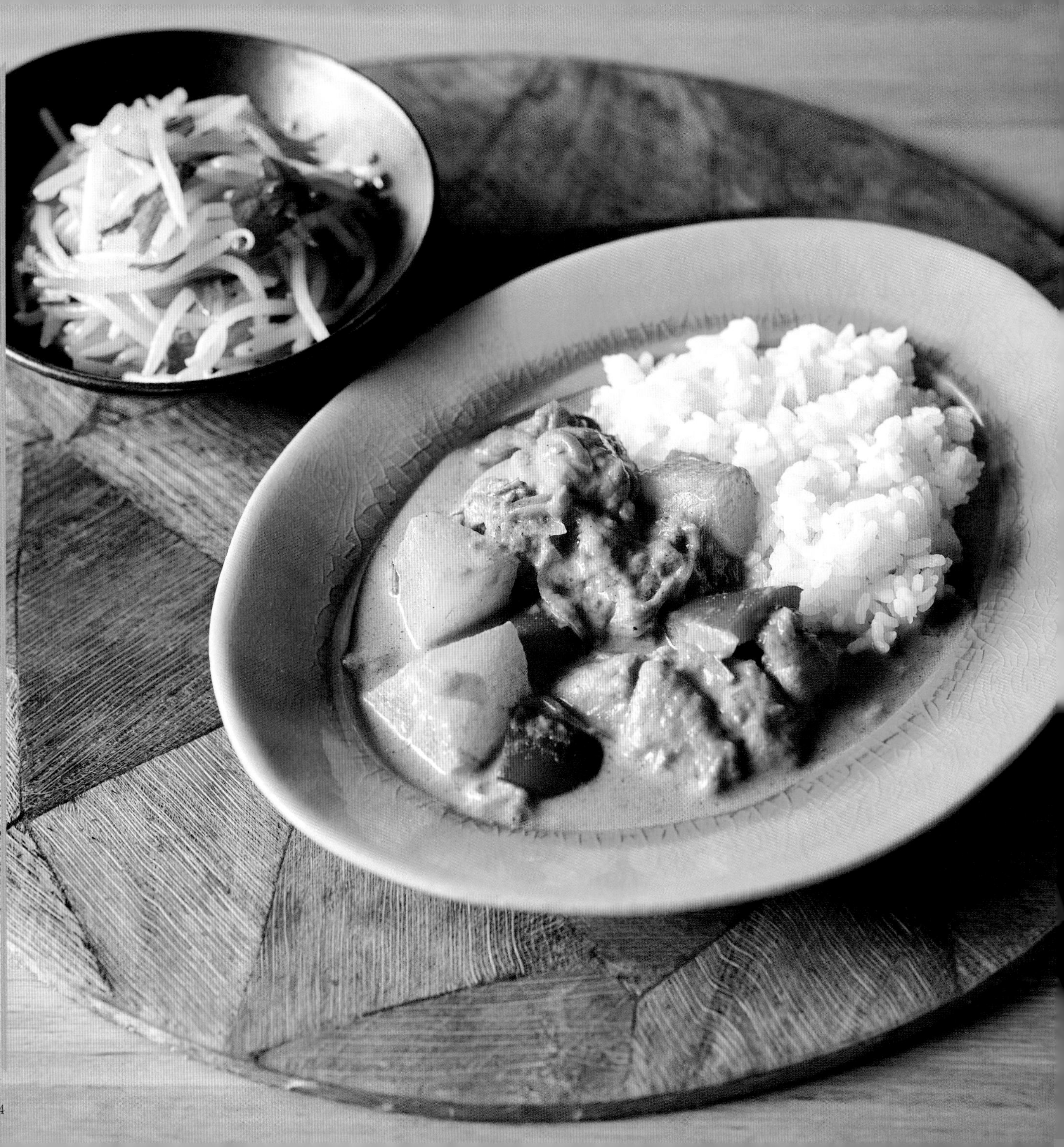

鶏肉と冬瓜、パプリカのココナッツカレー

冬瓜をはじめとしたウリ科の野菜は、むくみ取りに役立つ食材。
淡泊な味わいの冬瓜は、もちろんカレー味ともよくなじみます。
ココナッツ風味のカレーは、湿気が多い時季におすすめ。

材料（2人分）

鶏もも肉……小1枚（250g）
⇒余分な脂身を落とし、ひと口大に切る
玉ねぎ……1個（200g）
⇒長さ半分の薄切りにする
冬瓜……300g
⇒種とわたを取り、皮をむき、厚さ2㎝ほどの食べやすい大きさに切る
赤パプリカ……½個⇒2㎝角に切る

A
トマト……1個（200g）
⇒1.5㎝角に切る
しょうが（すりおろし）……大さじ1
にんにく（すりおろし）……小さじ½

B
カレー粉……大さじ1
塩……小さじ¾

C
ココナッツミルク……200g
水……100㎖

サラダ油……大さじ1

作り方

1 フライパンにサラダ油を強めの中火で熱し、玉ねぎを入れて「**こってり**」色（P.5）になるまで炒める。Aを加えて、トマトがくずれて水気が少なくなるまで炒める。中火にしてBを加えて全体がなじむまで炒め、鶏肉、冬瓜を加え、鶏肉の色が変わるまで炒める。

2 Cを加え、煮立ったらふたをして弱火で10分ほど煮る。パプリカを加えてさらに5分ほど煮る。

緑豆もやしと青じそのマリネ

緑豆もやしは水分代謝を促し、
むくみを取る効果が。
体が重くなりがちなこの時季に、
ぴったりの副菜です。

材料（作りやすい分量）

緑豆もやし……200g⇒ひげ根を取る
青じそ……5枚⇒手でちぎる

A
オリーブオイル……大さじ1
酢……小さじ2
砂糖……小さじ1
塩……小さじ⅓

粗びき黒こしょう……適量

作り方

1 耐熱のボウルにもやしを入れてふんわりラップをし、電子レンジで2分ほど加熱する。

2 別のボウルにAを合わせて混ぜ、水気をきった*1*、青じそを加えてあえる。こしょうで味を調える。

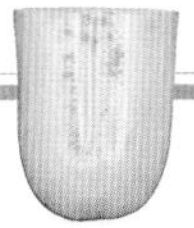

冬瓜
⇒水分代謝を促す

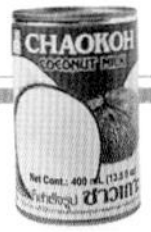

ココナッツミルク⇒水分代謝を促す、
胃腸の調子を整える

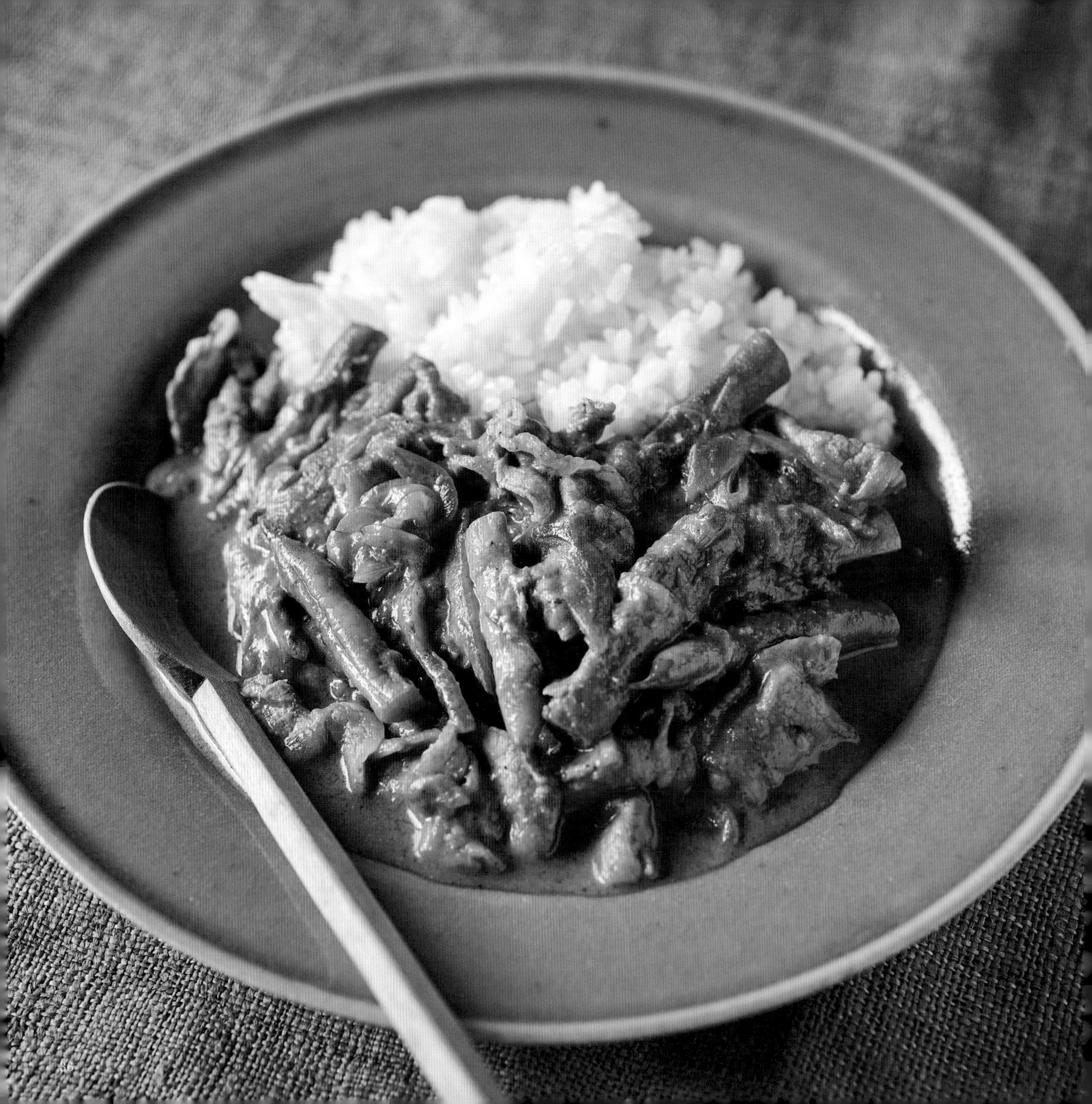

豚肉とさやいんげんのカレー

さやいんげんは湿気取りだけでなく、疲労回復効果でも知られています。
豚肉のうまみにさやいんげんの歯ごたえ、ココナッツのまろやかさ。
食が細りがちな梅雨でも食べやすい、おなかにやさしいカレーです。

材料（2人分）

豚ロース薄切り肉
（しゃぶしゃぶ用）……150g
⇒食べやすい長さに切る
玉ねぎ……1個（200g）
⇒薄切りにする
さやいんげん……12～15本（90g）
⇒長さを3等分に切る
A しょうが（すりおろし）……小さじ2
にんにく（すりおろし）……小さじ½
トマト缶（ホールタイプ）
……½缶（200g）
B カレー粉……大さじ1
塩……小さじ¾
C ココナッツミルク……200g
水……100mℓ
サラダ油……大さじ1

作り方

1 フライパンにサラダ油を強めの中火で熱し、玉ねぎを入れて「**こってり**」色（P.5）になるまで炒める。中火にして、豚肉、いんげんを加えて炒め、豚肉の色が変わったら、Aを加えてトマト缶をつぶしながら炒める。水気が少なくなったら、Bを加えて全体がなじむまで炒める。

2 Cを加え、煮立ったらふたをして弱火で7分ほど煮る。

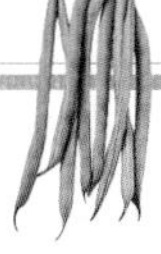

さやいんげん
⇒胃腸の湿気を取る、気を補う

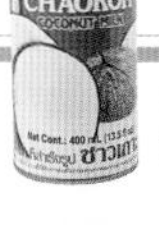

ココナッツミルク⇒水分代謝を促す、
胃腸の調子を整える

鶏肉とアボカドのカレー

片栗粉をまぶすことで、むね肉がパサつかずにしっとり仕上がり、またカレーらしいとろみが出るのがポイントです。胃腸を整えるアボカドは、火を入れすぎないように仕上げましょう。

材料（2人分）

鶏むね肉……小1枚（250g）
　⇒皮を除いて縦半分に切り、
　　厚さ1.5cmのそぎ切りにする
玉ねぎ……1個（200g）⇒薄切りにする
アボカド……1個
　⇒ひと口大に切る
A　酒、片栗粉……各大さじ½
　塩……ふたつまみ
B　しょうが（みじん切り）……2かけ分
　にんにく（みじん切り）……1かけ分
　トマト缶（ホールタイプ）……½缶（200g）
C　カレー粉……大さじ1
　しょうゆ……小さじ1
　塩……小さじ½
水……150mℓ
生クリーム……50mℓ
サラダ油……大さじ1

作り方

1 ボウルに鶏肉、Aを入れ、手でもむ。

2 フライパンにサラダ油を強めの中火で熱し、玉ねぎを入れて「**こってり**」色（P.5）になるまで炒める。Bを加え、トマト缶をつぶしながら炒める。水気が少なくなったら中火にし、Cを加えて炒める。

3 分量の水を入れ、煮立ったら鶏肉を加えてよく混ぜる。再び煮立ったら、ふたをして弱火で5分ほど煮る。生クリームを加えて混ぜながら中火で1分ほど煮て、アボカドを加えてさっと混ぜる。

オクラのサブジ

クミンのさわやかな香りで、食欲もアップ。カレーの付け合わせはもちろん、お酒のおつまみにも。

材料（作りやすい分量）

オクラ……2袋（16本）
　⇒ガクをむき、
　　斜め半分に切る
クミンシード……小さじ½
A　水、サラダ油……各大さじ1
　カレー粉……小さじ1
　塩……小さじ¼
バター（有塩）……10g

作り方

1 フライパンにバター、クミンシードを弱めの中火で熱し、気泡が出てきたらオクラを加えて中火で炒める。油が回ったらAを加えて炒め、ふたをして4分ほど蒸し焼きにする。

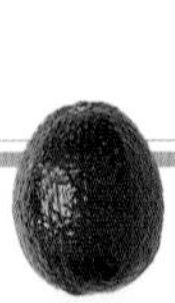

アボカド
⇒胃腸の調子を整える、気を補う

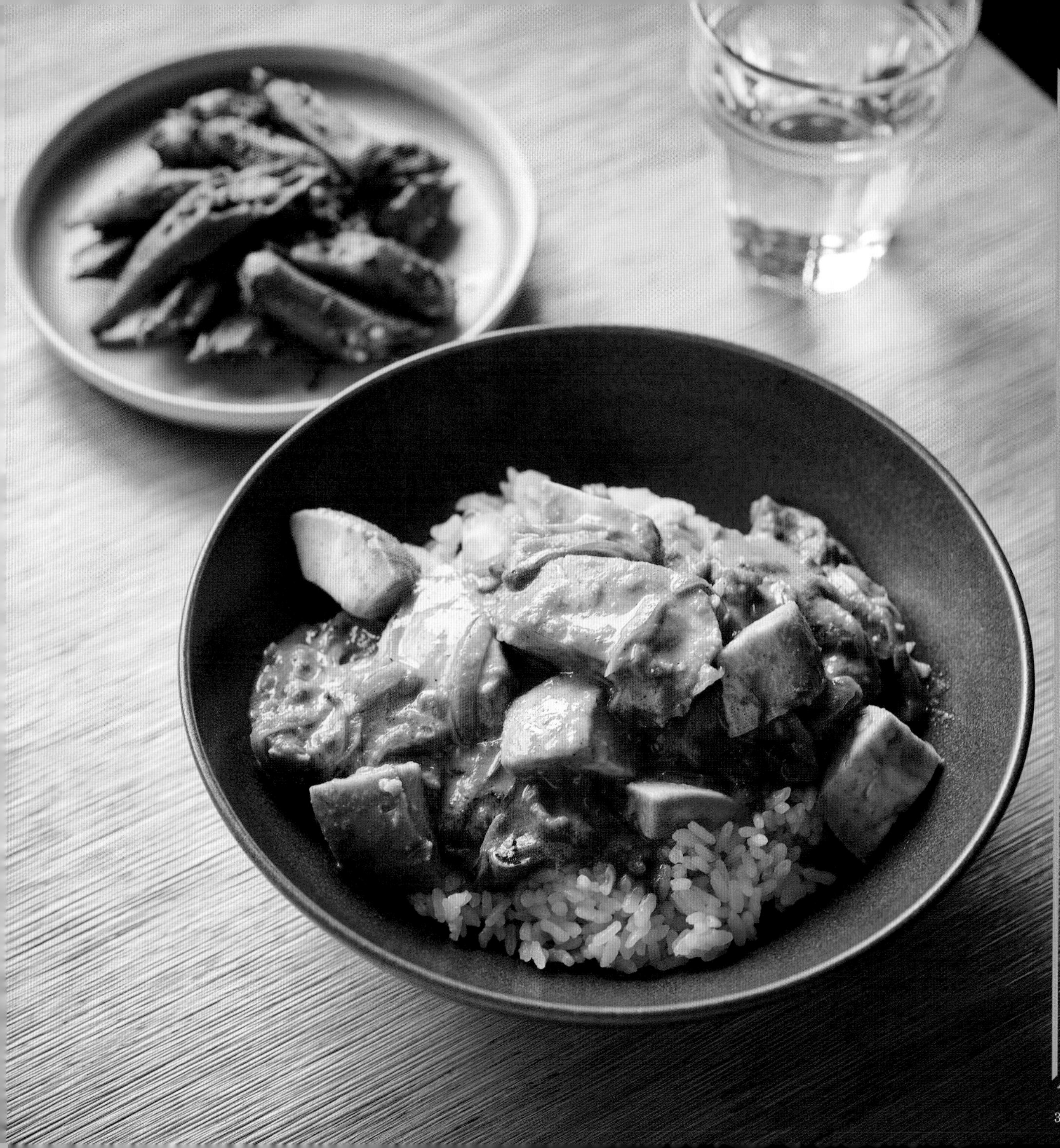

梅雨

鶏肉とアボカドのカレー

＊ 重だるい ＊ 食欲不振

夏カレー

太陽の光がさんさんと輝く夏は、一年でいちばん活動的になる季節。
けれども気温が上がることから体内に熱がこもり、ほてりや不眠に悩まされることも。
また梅雨からの胃腸の不調を引き継いで食が細り、夏バテになる方も多いのです。

ほてり

外気温が上がったとしても、しっかり汗をかいて体温調整ができていればいいのですが、冷房完備の環境で暮らしていると、熱が体内にこもり、のぼせた感じに。それが悪化すると、頭痛や発熱、喉の渇きが癒えない、喉が痛いといった、さまざまな不調を引き起こします。

夏バテ

暑さや湿気の影響で胃腸の調子が悪くなり、エネルギー源である食べ物から栄養を吸収できなくなった状態です。本来活発に動ける季節のはずなのに、だるい、疲れやすい、体力や気力が低下するほか、食欲不振、下痢、頭痛など、不調の出方もさまざまです。

夏に起こりやすい不調

不眠

夏は日が長く心身ともに活動的になる時季ですが、室内外の温度差が大きいため自律神経が乱れやすくなり、暑さが体内にこもりやすくもなるので、眠りが浅くなりがち。熱帯夜が続けば寝不足で疲れがたまり、夏バテや熱中症の原因にもなったりします。

夏の不調の改善食材

ほてり

この時季旬を迎える夏野菜は、体にこもった余分な熱を冷ます効果があるので、できるだけたくさん食べましょう。汗や尿とともに熱を排出しつつ、失った体液を作ることで内側から熱を冷まします。**トマト**、**ゴーヤ**、**きゅうり**ほか、**ズッキーニ**、**ミント**、**なす**、**キャベツ**などもおすすめ。

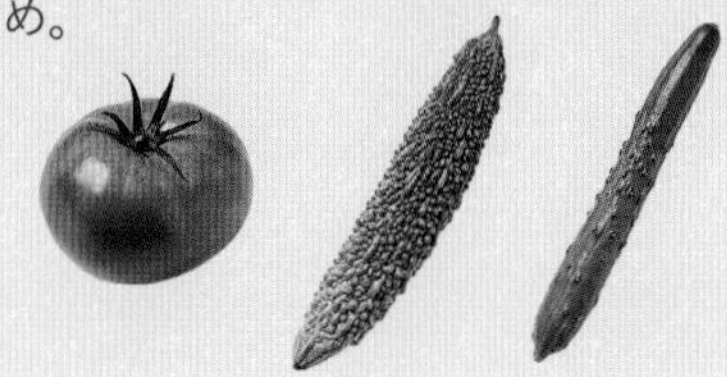

夏バテ

体の余分な水分を汗や尿でしっかり排出しつつ、同時に必要な潤いをしっかり保持することが夏バテ対策には必要です。汗は血液からできているので、血液不足にならないよう、たんぱく質や鉄分もしっかり補って。**豚肉**、**豆腐**、**梅干し**ほか、**トマト**、**ヨーグルト**なども。

不眠

体にたまった熱を冷ます食材を食べて眠りやすくするとともに、イライラや不眠を改善する食材をプラスしましょう。**ピーマン**、**パプリカ**は胸にこもった熱を除き、イライラや不眠を改善すると言われています。**いわし**、**卵**などは精神を落ち着かせる効果で知られています。

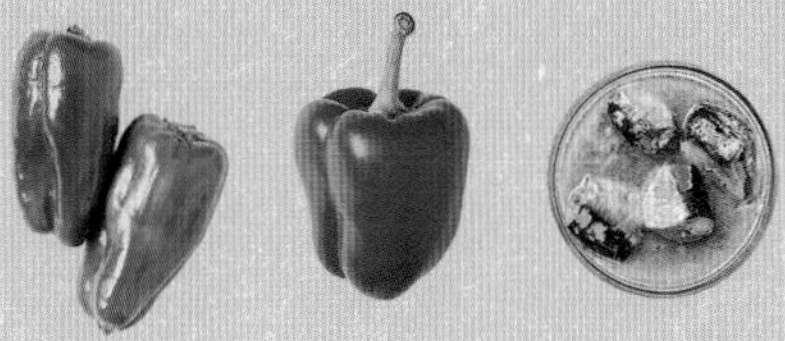

ささみとトマト、梅干しのカレー

薬膳では「夏は赤い食材を食べよ」とよく言われますが、
トマトと梅干しは、そんな赤い食材の代表選手です。
心地よい酸味がきゅっと効いた、夏バテ対策カレーです。

材料（2人分）

鶏ささみ……3本
　⇒筋を取り除き、
　　ひと口大のそぎ切りにする
玉ねぎ……1個（200g）⇒薄切り
トマト……2個（400g）
　⇒1個は1.5㎝角、
　　1個は8等分のくし形切りにする
梅干し……2個（塩分8％、正味20g）
　⇒種を除き、包丁でたたく
しょうが（みじん切り）……1かけ分
A　塩……ふたつまみ
　　酒、片栗粉……各小さじ2
B　カレー粉……小さじ2
　　塩……小さじ½
水……200㎖
サラダ油……大さじ1

作り方

1　ボウルにささみ、Aを入れて手でもむ。
2　フライパンにサラダ油を強めの中火で熱し、玉ねぎを入れて「**こってり**」色（P.5）になるまで炒める。角切りのトマト、しょうがを加え、トマトがくずれて水気が少なくなるまで炒め、中火にし、Bを加えて全体がなじむまで炒める。
3　分量の水、梅干しを加え、煮立ったらささみを加える。混ぜながら中火で3分ほど煮る。くし形切りのトマトを加え、さらに1～2分煮る。

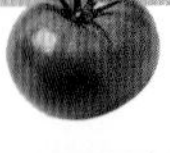
トマト
⇒熱を冷ます、体液を補う

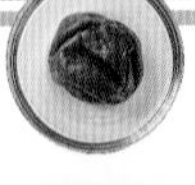
梅干し
⇒体液を補う

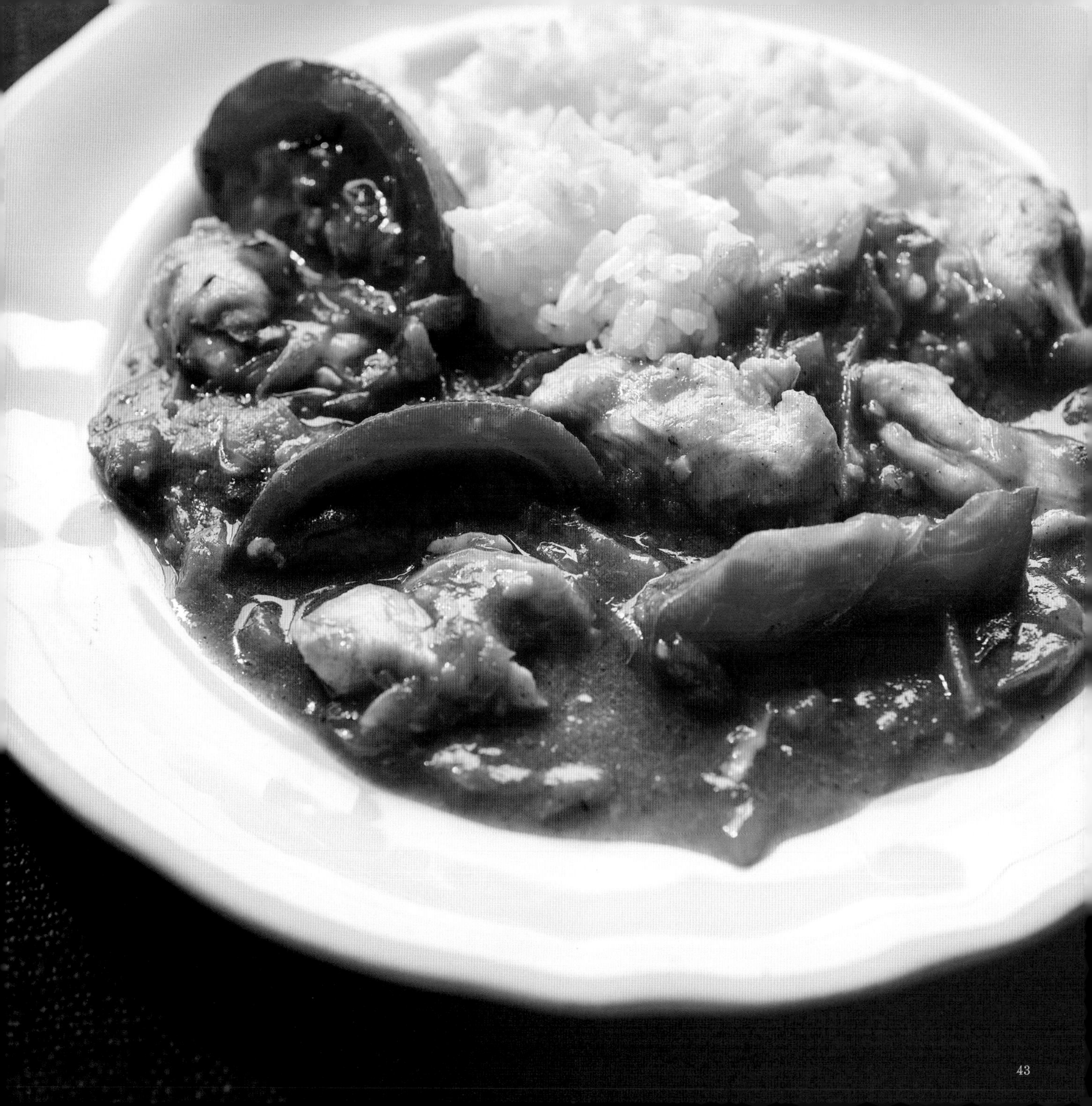

きゅうりのライタ

ほてり＊夏バテ＊

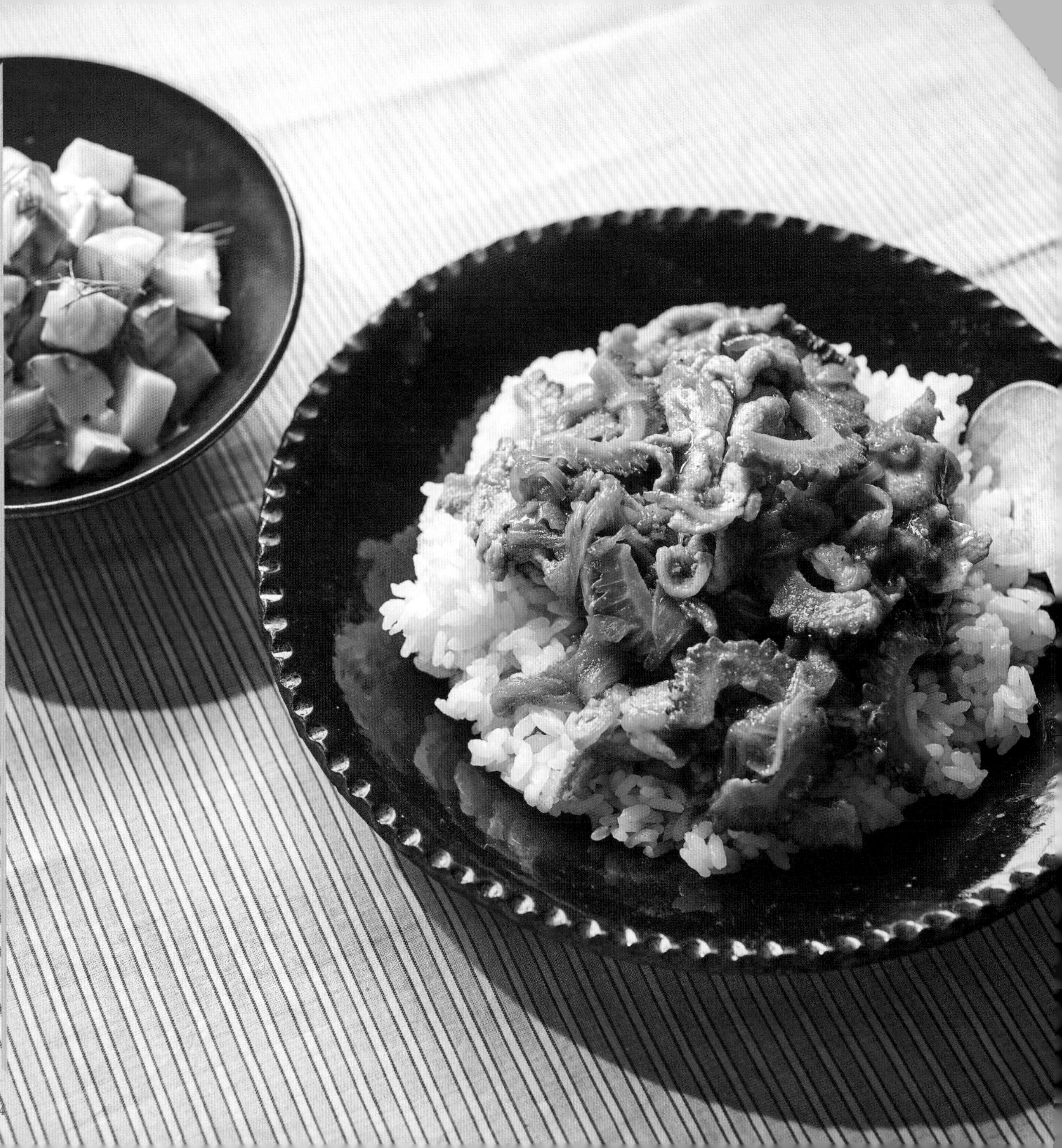

豚肉とゴーヤのカレー

ゴーヤは昔から、暑気あたりによく食べられていた食材。
煮込むと苦さが和らぎ、ほどよいアクセントに。
夏風邪の予防にもおすすめなカレーです。

材料（2人分）

豚ロース薄切り肉（しゃぶしゃぶ用）
……150g⇒食べやすい長さに切る
玉ねぎ……1個（200g）⇒薄切りにする
ゴーヤ……½本
⇒種とわたを除き、
5㎜幅の半月切りにする
A しょうが（すりおろし）……大さじ1
にんにく（すりおろし）……小さじ½
カレー粉……小さじ2
塩……小さじ⅓
B 水……150mℓ
トマトケチャップ……大さじ2
酢……小さじ1
サラダ油……小さじ2

作り方

1 フライパンにサラダ油を強めの中火で熱し、玉ねぎを入れて「**じっくり**」色（P.5）になるまで炒める。中火にし、豚肉、ゴーヤを加えて炒め、豚肉の色が変わったらAを加えて全体がなじむまで炒める。
2 Bを加え、煮立ったらふたをして、弱めの中火で5分ほど煮る。

きゅうりのライタ

カレーの付け合わせとして定番のライタ。
きゅうりで熱を冷まし、
ヨーグルトで体液を補います。

材料（作りやすい分量）

きゅうり……2本
⇒1㎝幅のいちょう切りにする
玉ねぎ……⅛個
⇒みじん切りにして水に10分さらし、
水気をよくきる
A プレーンヨーグルト（無糖）……100g
レモン汁……小さじ2
オリーブオイル……小さじ1
塩……小さじ¼
粗びき黒こしょう……適量
ディル（お好みで）……適量⇒葉を摘む

作り方

1 ボウルにAを合わせておく。
2 食べる直前に、1にきゅうり、玉ねぎを加えてあえる。こしょうで味を調え、ディルを加える。

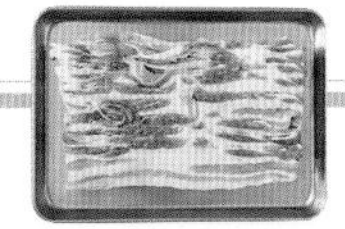
豚肉
⇒体液を補う

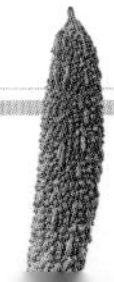
ゴーヤ
⇒熱を冷ます

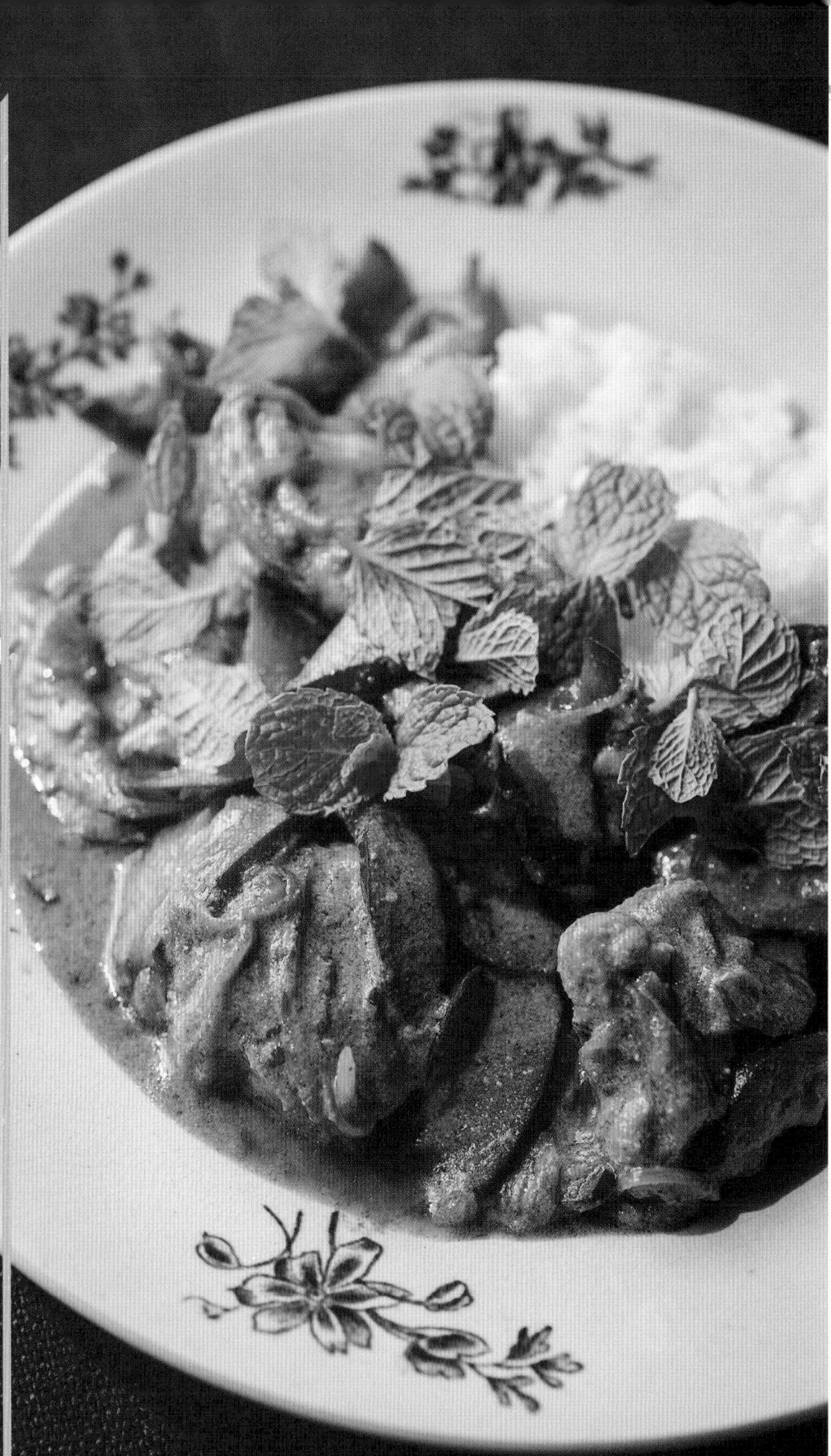

体内にこもった熱を冷ましてくれるきゅうりは、
加熱すると食感が変わっておいしく、
カレー味との相性も抜群です。
寝苦しい熱帯夜が続く時季に、食べたいカレーです。

鶏肉ときゅうり、ミントのヨーグルトカレー

材料（2人分）

鶏もも肉……小1枚（250g）
　⇒余分な脂身を切り落とし、
　　ひと口大に切る
玉ねぎ……1個（200g）⇒薄切りにする
きゅうり……2本
　⇒縦半分に切り、斜め薄切りにする
ミントの葉……3g（正味）
A　プレーンヨーグルト（無糖）……200g
　　トマトケチャップ……大さじ2
　　カレー粉……大さじ1
　　塩……小さじ½
B　しょうが（すりおろし）……小さじ2
　　にんにく（すりおろし）……小さじ½
　　トマトケチャップ……大さじ1
水……100㎖
サラダ油……大さじ1

作り方

1 ポリ袋に鶏肉、Aを合わせてもみ、冷蔵庫で3時間〜ひと晩漬ける。
2 フライパンにサラダ油を強めの中火で熱し、玉ねぎを入れて「**こってり**」色（P.5）になるまで炒める。中火にし、きゅうりを加えて炒め、しんなりしたらBを加えて全体がなじむまで炒める。
3 鶏肉をAごと2に加え、鶏肉の色が変わるまで炒める。分量の水を加え、煮立ったらふたをして弱火で10分ほど煮る。
4 器にごはん（分量外）と盛り、ミントを散らす。

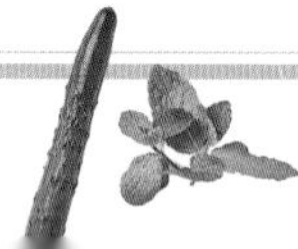

きゅうり、ミント
⇒熱を冷ます

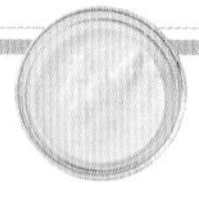

ヨーグルト
⇒体液を補う

鶏肉とズッキーニのさっぱりカレー

材料（2人分）

鶏もも肉……小1枚（250g）⇒余分な脂身を切り落とし、ひと口大に切る
玉ねぎ……½個（100g）
⇒8等分のくし形切りにする
ズッキーニ……1本（180g）
⇒1㎝幅の半月切りにする
ししとう……15本（50g）
⇒ヘタを落とし、長さを3等分に切る

A
- プレーンヨーグルト（無糖）……100g
- カレー粉……大さじ1
- 塩……小さじ½

B
- トマト……1個（200g）⇒1.5㎝角に切る
- しょうが（みじん切り）……1かけ分
- にんにく（みじん切り）……1かけ分

C
- 水……150㎖
- 酢……大さじ1

サラダ油……大さじ1

作り方

1. ポリ袋に鶏肉、Aを合わせてもみ、冷蔵庫で3時間〜ひと晩漬ける。
2. フライパンにサラダ油を強めの中火で熱し、玉ねぎを入れて炒め、「**あっさり**」色（P.5）がついてきたらBを加え、トマトがくずれて水気が少なくなるまで炒める。
3. 中火にしてズッキーニ、ししとう、*1*の鶏肉をAごと加えて炒め、鶏肉の色が変わったら、Cを加える。煮立ったらふたをして弱火で8分ほど煮る。

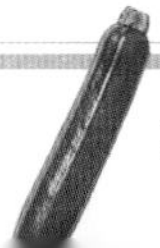

ズッキーニ
⇒熱を冷ます、体液を補う

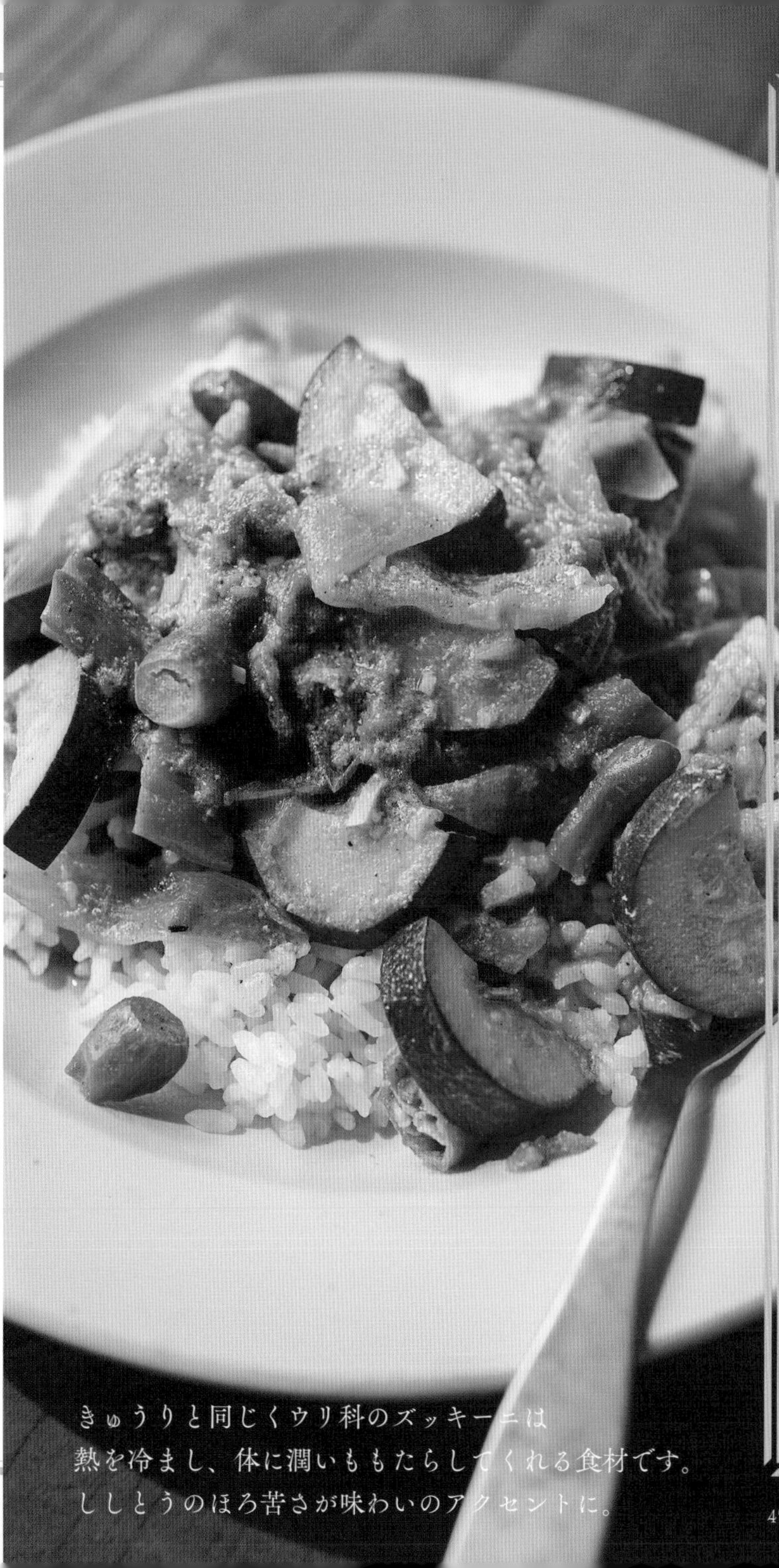

きゅうりと同じくウリ科のズッキーニは
熱を冷まし、体に潤いももたらしてくれる食材です。
ししとうのほろ苦さが味わいのアクセントに。

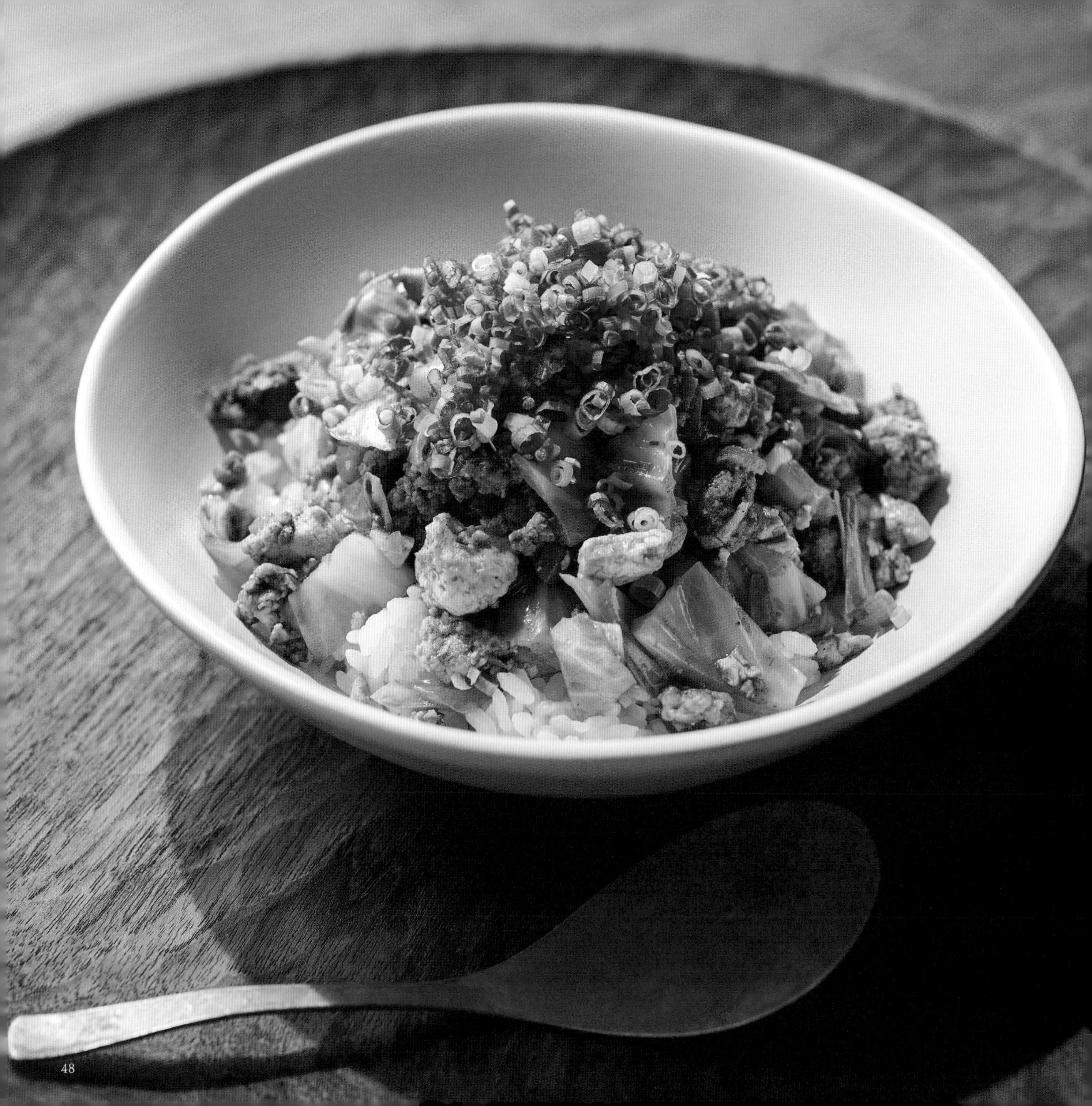

キャベツと豆腐のキーマカレー

キャベツは胃にやさしいだけでなく、熱を冷ます効果も。
ケチャップと中濃ソースを加えることで
昔懐かしい洋食風味のカレーに仕上げています。

材料（2人分）

豚ひき肉……150g
玉ねぎ……½個（100g）
　⇒粗みじん切りにする
キャベツ……150g
　⇒1.5cm角に切る
木綿豆腐……150g
しょうが（みじん切り）……1かけ分
にんにく（みじん切り）……1かけ分
A｜トマトケチャップ……大さじ2
　｜カレー粉……小さじ2
　｜しょうゆ、中濃ソース……各小さじ1
　｜塩……小さじ¼
水……100mℓ
粗びき黒こしょう……適量
サラダ油……大さじ½
細ねぎ（小口切り）……適量

作り方

1 フライパンにサラダ油、しょうが、にんにくを中火で熱し、香りが立ったらひき肉、玉ねぎを加えて炒める。ひき肉の色が変わったらキャベツ、豆腐を加え、豆腐を粗くくずしながら炒める。キャベツがしんなりしたらAを加えて全体がなじむまで炒め合わせる。
2 分量の水を加え、ふたをして弱めの中火で5分ほど煮る。こしょうで味を調える。
3 器にごはん（分量外）と盛り、細ねぎをのせる。

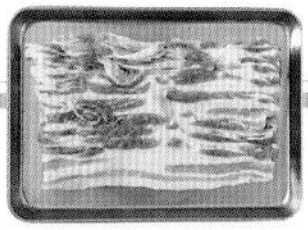
豚肉
⇒体液を補う

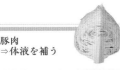

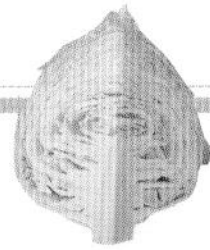
キャベツ
⇒熱を冷ます

豆腐
⇒熱を冷ます、体液を補う

夏

いわし缶とミニトマトのカレー

ほてり＊夏バテ＊不眠

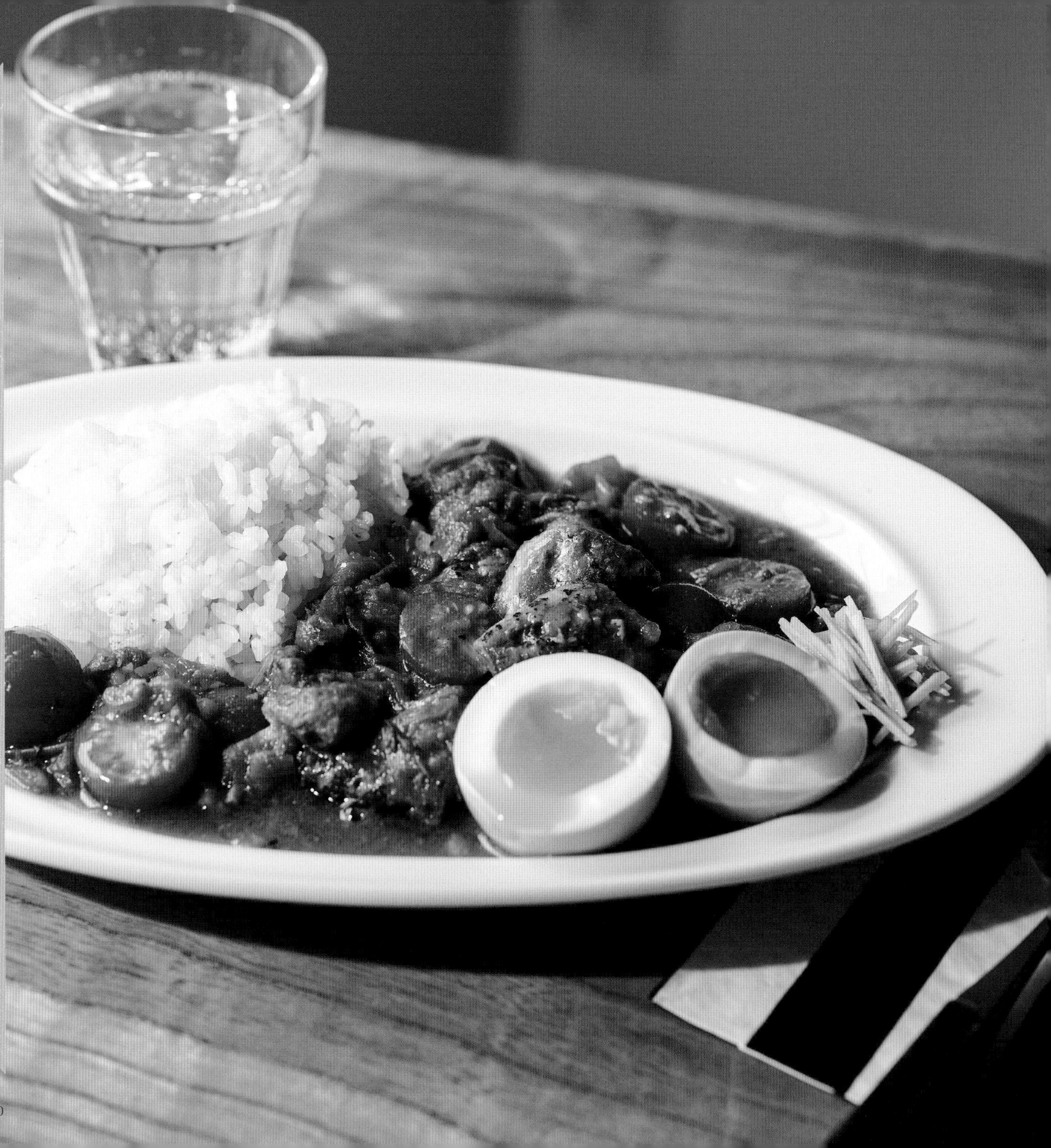

いわし缶とミニトマトのカレー

心を落ち着かせる効果があるいわしは、眠りにくい時季におすすめ。
缶詰の水分をそのまま使うことでいいだしになり、
トマトのうまみも加わって、奥行きのある味わいに仕上がります。

材料（2人分）

いわし水煮缶……1缶（190g）
　⇒身を大きめにほぐし、
　　缶汁は水を足して200mℓにする
ミニトマト……8個⇒縦半分に切る
玉ねぎ……1個（200g）
　⇒長さ半分の薄切りにする
A　トマト……1個（200g）
　　　⇒1.5cm角に切る
　　しょうが（すりおろし）……大さじ1
　　にんにく（すりおろし）……小さじ½
B　カレー粉……大さじ1
　　塩……小さじ½
サラダ油……大さじ1

作り方

1 フライパンにサラダ油を強めの中火で熱し、玉ねぎを入れて「**こってり**」色（P.5）になるまで炒める。Aを加えてトマトをくずしながら炒める。トマトがくずれたら中火にし、Bを加えて混ぜる。

2 いわしの身、いわしの缶汁と水を加え、煮立ったらふたをして弱火で10分ほど煮る。ミニトマトを加え、中火で1分ほど煮る。

ジンジャー味玉

卵にはいわしと同じく、
心を落ち着かせる効果が。
しょうが風味で、食も進みます。

材料（作りやすい分量）

卵……4個
A　しょうが（せん切り）……2かけ分
　　水……150mℓ
　　しょうゆ……大さじ1½
　　砂糖……小さじ1

作り方

1 鍋に湯を沸かし、冷蔵庫から出したての卵を入れて弱めの中火で7分半ほどゆでる。すぐに氷水にとり、殻をむく。

2 ポリ袋にAを合わせ、1を加える。空気を抜いて封をし、ボウルに入れ、冷蔵庫でひと晩漬ける。

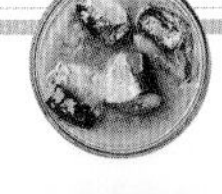

いわし
⇒精神を落ち着かせる

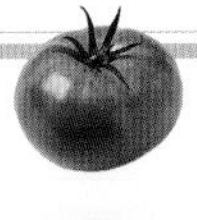

トマト
⇒熱を冷ます、体液を補う

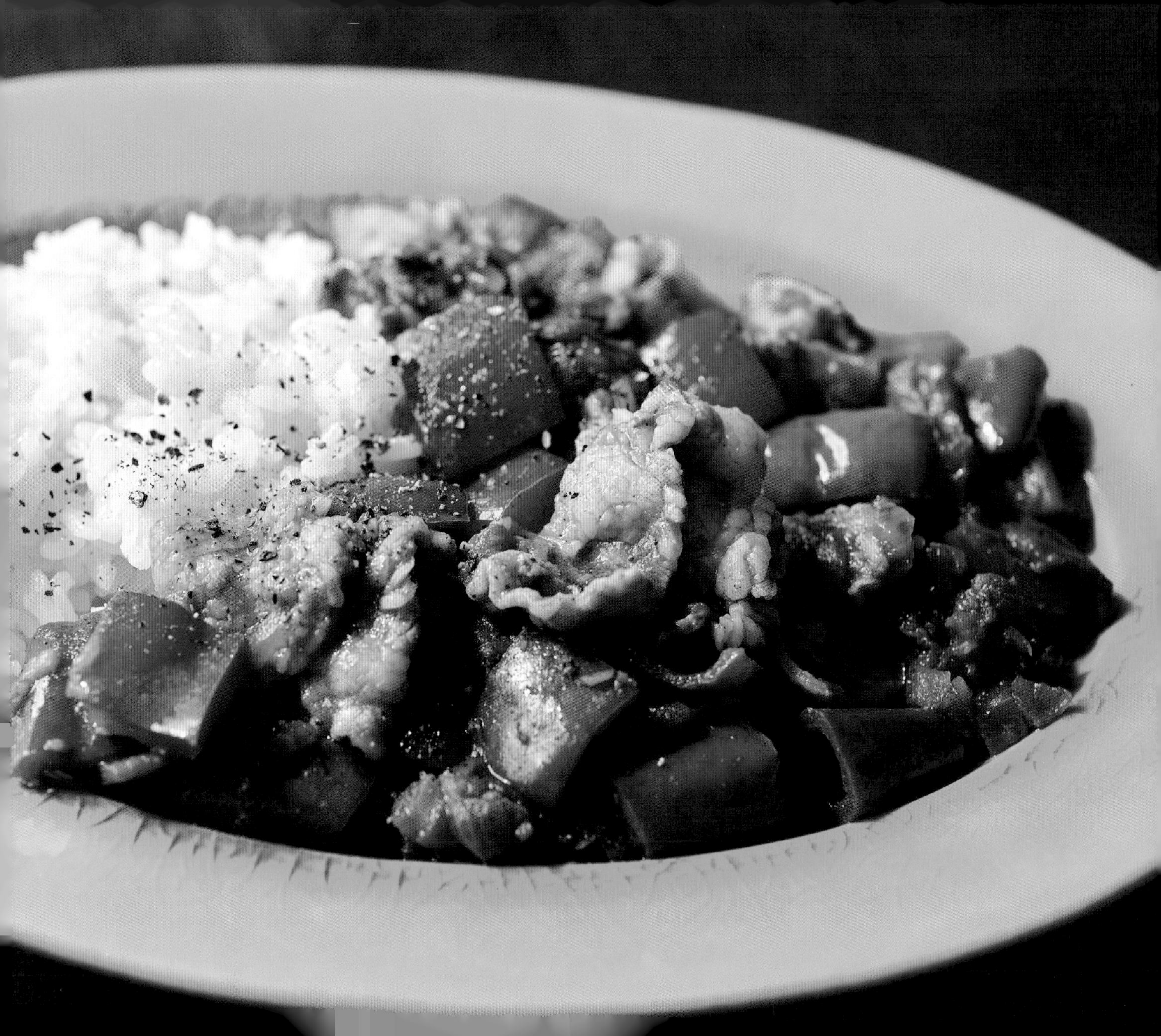

豚肉とピーマン、パプリカのカレー

熱が体内にこもってしまうと、イライラすることがありますが
ピーマンやパプリカは、そんな症状を和らげてくれます。
どちらもおなかにやさしく、夏にしっかり食べておきたい食材です。

材料(2人分)

豚バラ薄切り肉……150g
　⇒4cm幅に切る
玉ねぎ……1個(200g)
　⇒粗みじん切りにする
ピーマン……4個
　⇒ヘタと種を除き、2cm角に切る
赤パプリカ……½個
　⇒ヘタと種を除き、2cm角に切る

A
- しょうが(すりおろし)……大さじ½
- にんにく(すりおろし)……小さじ½
- トマト缶(ホールタイプ)……½缶(200g)

B
- カレー粉……大さじ1
- 塩……小さじ½

水……150mℓ
サラダ油……大さじ½
粗びき黒こしょう……適量

作り方

1. フライパンにサラダ油を強めの中火で熱し、玉ねぎを入れて「**じっくり**」色(P.5)になるまで炒める。中火にし、豚肉を加えて炒め、肉の色が変わったらAを加えてトマト缶をつぶしながら炒める。水気が少なくなったらBを加えて全体がなじむまで炒める。
2. 分量の水を加え、煮立ったらピーマン、パプリカを加え、ふたをして弱火で10分ほど煮る。
3. 器にごはん(分量外)と盛り、こしょうをふる。

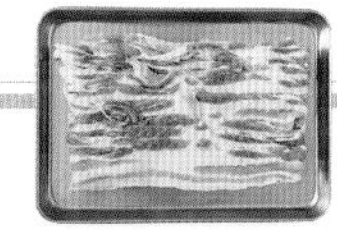

豚肉
⇒体液を補う

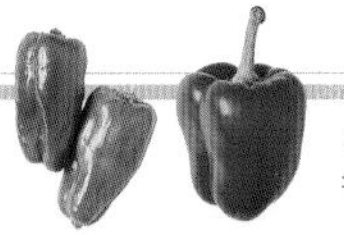

ピーマン、パプリカ
⇒熱のイライラを除く

鶏手羽となすのエスニックココナッツカレー

熱を冷まし、体に潤いももたらしてくれるココナッツ。南国の国々で重宝される理由がよく分かります。手羽の代わりにもも肉でもOK。夏らしいエスニックカレーです。

材料（2人分）

鶏手羽元……6本（300g）
　⇒骨に沿って2か所切り込みを入れる
なす……3本
　⇒ひと口大の乱切りにする
玉ねぎ……½個（100g）
　⇒長さ半分の薄切りにする
しめじ……½株
　⇒石づきを落としてほぐす
黄パプリカ……½個⇒1㎝幅に切り、
　長さをななめ半分に切る
A｜しょうが（みじん切り）……1かけ分
　｜にんにく（みじん切り）……1かけ分
B｜水……150㎖
　｜酒……大さじ1
C｜ココナッツミルク……200g
　｜ナンプラー……大さじ1½
　｜カレー粉……大さじ1
　｜塩……ふたつまみ
サラダ油……大さじ1＋大さじ½
香菜……適量⇒3㎝幅に切る

作り方

1 フライパンにサラダ油大さじ1を中火で熱し、なすを皮面から入れる。ふたをして3分ほど蒸し焼きにし、返してさらに2分ほど蒸し焼きにする。一度取り出しておく。
2 1のフライパンにサラダ油大さじ½を強めの中火で熱し、手羽元を皮面から入れる。焼き色がついたら片側に寄せ、玉ねぎ、しめじ、Aを加えてしんなりするまで炒める。
3 Bを加えて煮立て、Cを加える。煮立ったらふたをして弱火で10分ほど煮る。1のなす、パプリカを加えてさらに弱めの中火で5分ほど煮る。
4 器にごはん（分量外）と盛り、香菜を散らす。

トマトのスパイシーサラダ

「夏の胃薬」とも呼ばれるトマト。暑い夏の日は、毎日でも食べたい野菜です。

材料（作りやすい分量）

トマト……1個⇒8等分のくし形切りにする
玉ねぎ……⅛個
　⇒薄切りにして水に10分さらし、
　水気を拭く
パセリ……適量⇒みじん切りにする
A｜酢……小さじ2
　｜オリーブオイル……小さじ2
　｜砂糖……小さじ1
　｜カレー粉……小さじ½
　｜塩……ふたつまみ

作り方

1 ボウルにAを混ぜ合わせ、食べる直前にトマト、玉ねぎ、パセリを加え、あえる。

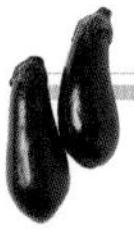
なす
⇒熱を冷ます

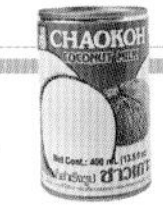

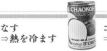

ココナッツミルク
⇒熱を冷ます、体液を補う

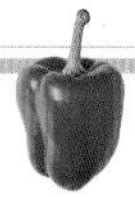
パプリカ
⇒熱のイライラを除く

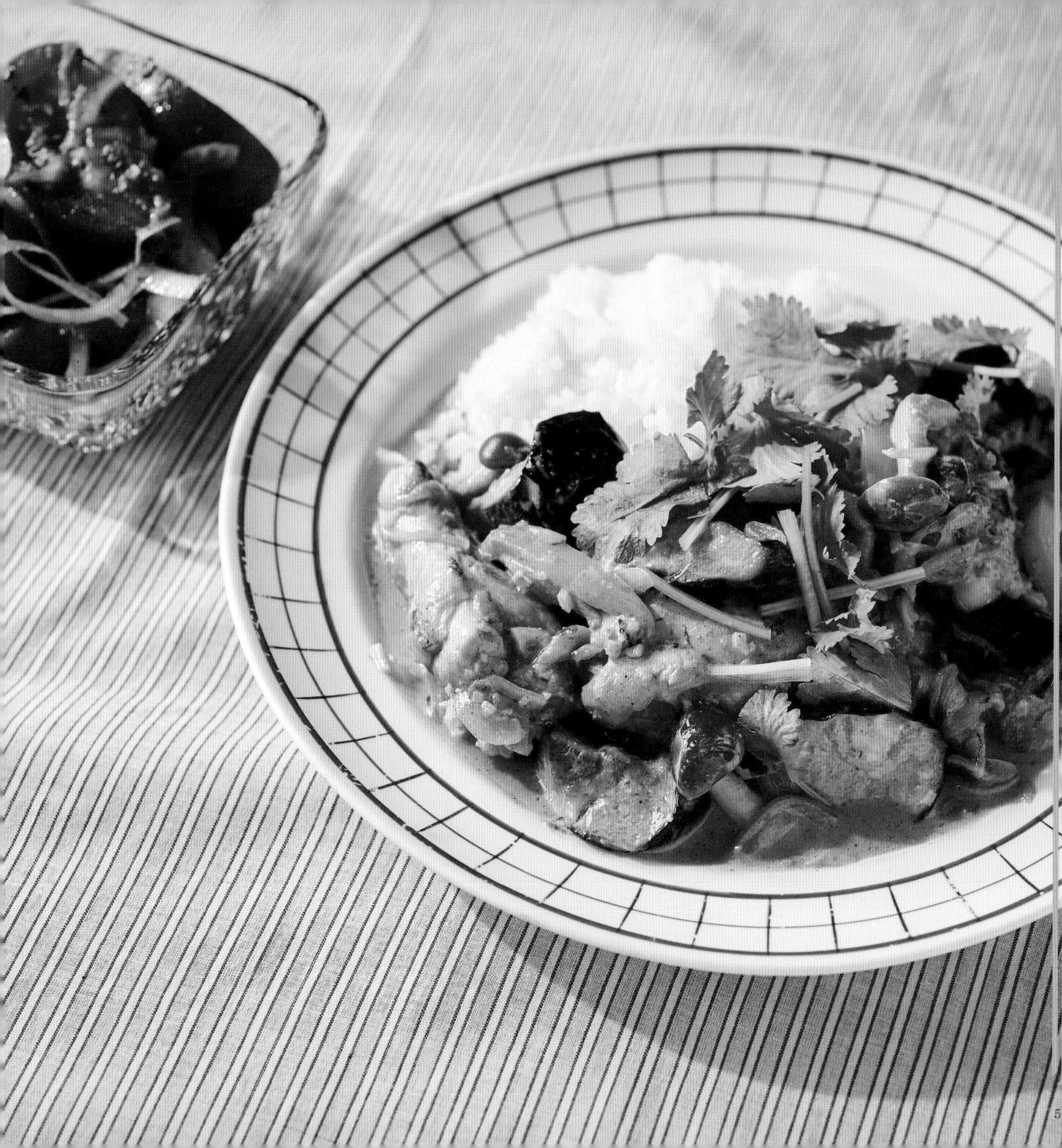

夏

鶏手羽となすのエスニックココナッツカレー

ほてり＊夏バテ＊不眠

秋カレー

夏の暑さが薄れて涼しくなると、空気が少しずつ乾燥していきます。
乾燥は外気と直接ふれる肺、鼻、喉などの呼吸器関係や皮膚には負担になるもの。
夏の疲れも出てくるので、免疫力が下がる時季でもあります。

秋に起こりやすい不調

咳

秋のカラリと乾いた空気は活動しやすくて気持ちのいいものですが、一方で呼吸によって体に入ってくると、肺への負担が増え、コンコンと空咳が増えたり、明け方にゼイゼイとぜんそくが起きたりと、呼吸器系のトラブルも増えていきます。痰、鼻水などにも注意です。

乾燥

乾燥は肺など呼吸器関係だけでなく、皮膚や粘膜にも影響します。皮膚や粘膜が乾燥すると、美容面でのダメージはもちろんのこと、左の咳やぜんそくといった呼吸器トラブルや、免疫力が下がることで、風邪を引いたり感染症にかかったりと体調を崩す原因にも。

便秘

東洋医学では肺と大腸は密接な関係があるとされますが、肺が乾燥すると大腸の中も水分不足になりがちで、便がコロコロと硬くなり、結果的に便秘になりやすいと考えられています。寒暖差が激しくなると、血流の悪化やストレスで、腸の働きも弱まります。

免疫力の低下

初秋は夏の暑さによるダメージを引きずり、また晩秋は気温がぐっと下がって、乾燥も強まり、それぞれに免疫力が下がりがち。体調を崩しやすくなり、風邪を引く人もかなり多くなります。これから来る冬の寒さに備える意味でも、体を元気にしておくことが大切です。

秋の不調の改善食材

咳

肺を潤すことによって、咳をしずめ痰を吐き出しやすくする素材、肺そのものの働きを強くする食材、咳を止める素材などを食べるようにしましょう。**鮭**、**アーモンド**、**りんご**のほか、**かぼちゃ**、**山いも**、**まいたけ**、**しめじ**、**春菊**、**牛乳**などもおすすめです。

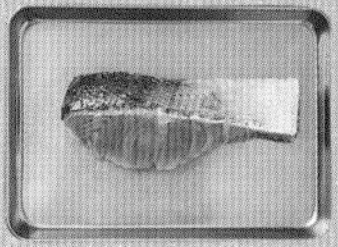
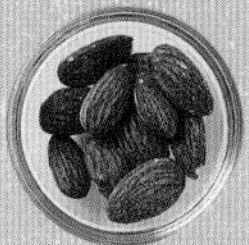
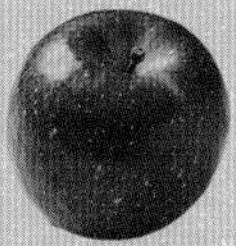

乾燥

肌や内臓の乾燥状態を改善し、体液を補い、体を潤す食材を食べて。夏の間は余分な湿気がたまるので控えめにしたほうがいい乳製品も、少しずつ取り入れるようにします。**豚肉**、**豆腐**、**チーズ**ほか、**さつまいも**、**エリンギ**、**バター**、**生クリーム**、**ヨーグルト**などもどうぞ。

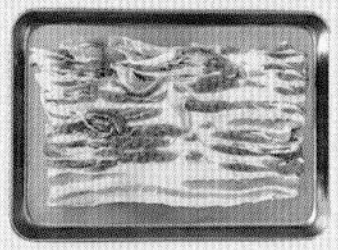

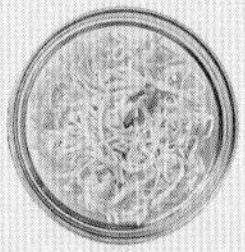

便秘

腸を潤し、腸の巡りを整えてくれる食材を。いも類やきのこ類、ナッツ類を意識して食べるようにしましょう。**かぼちゃ**、**春菊**、**ごぼう**のほか、**まいたけ**、**しいたけ**、**しめじ**、**マッシュルーム**、**牛乳**、**白ごま**、**アーモンド**、**くるみ**などもおすすめです。

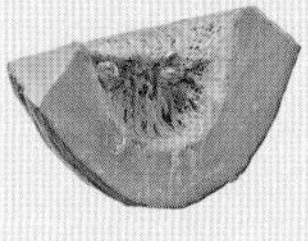
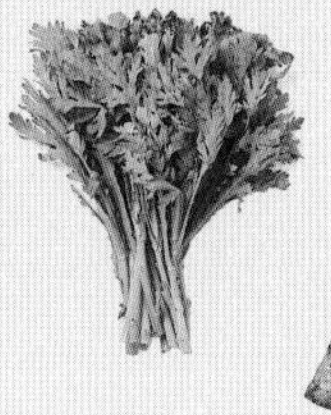
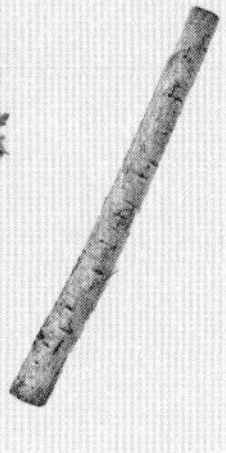

免疫力の低下

風邪のウイルスや寒暖差など、体のまわりにある邪気（不調の原因となるもの）を散らしてくれる食材、免疫力のもととなる気を補う食材を取り入れて。前者は**長ねぎ**や**しょうが**、後者は**さつまいも**、**まいたけ**のほか、**鶏肉**、**豚肉**、**鮭**、**かぼちゃ**、**長いも**など。

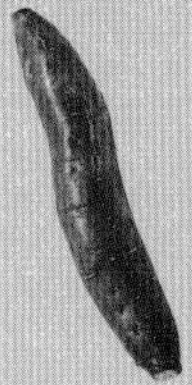
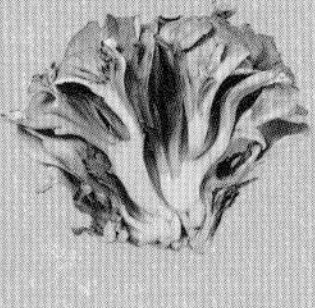

鮭とかぼちゃのバターカレー

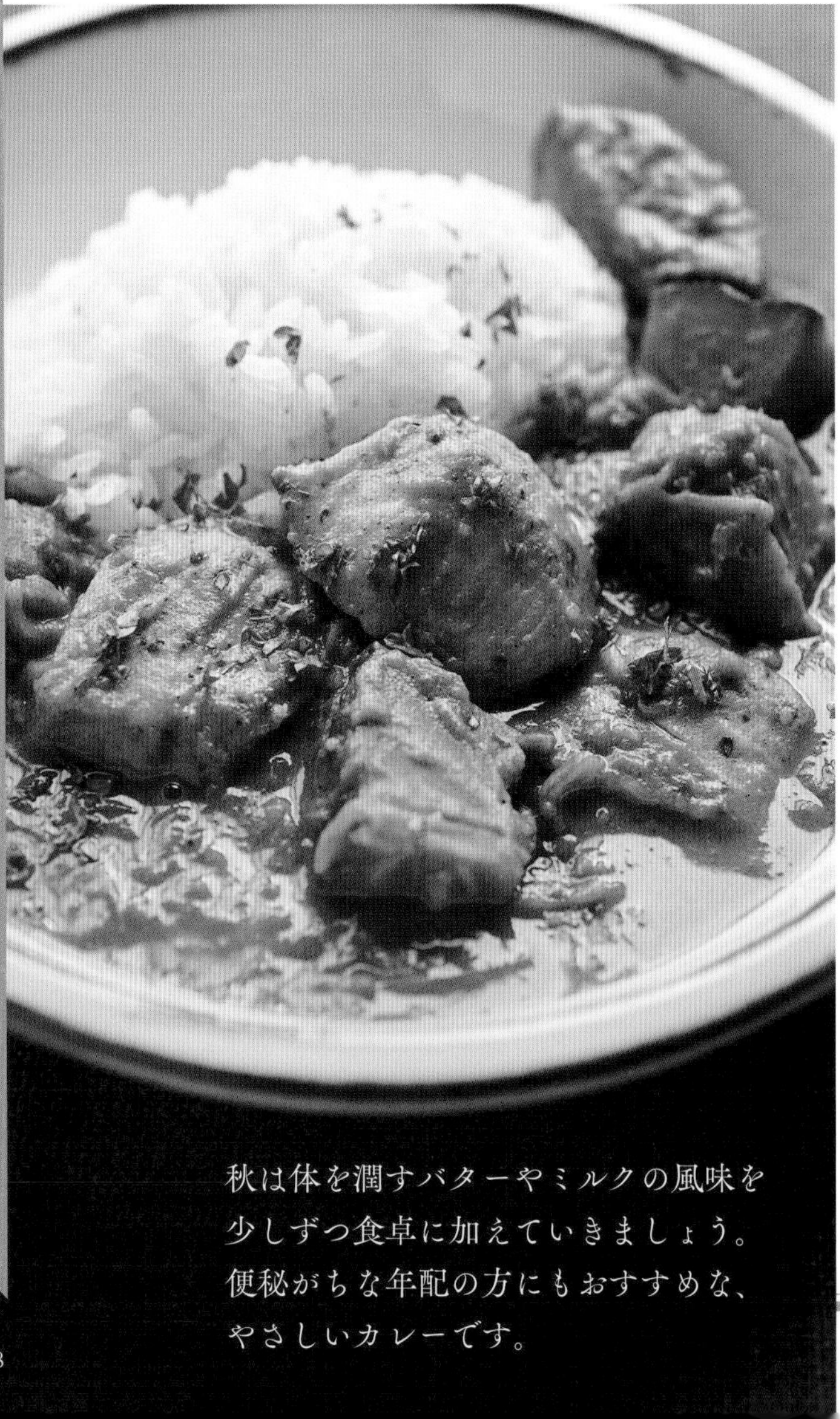

秋は体を潤すバターやミルクの風味を少しずつ食卓に加えていきましょう。便秘がちな年配の方にもおすすめな、やさしいカレーです。

材料（2人分）

生鮭……2切れ（200g）⇒骨を除き、4等分に切る
かぼちゃ……小¼個（300g）⇒種とわたを取る
玉ねぎ……1個（200g）⇒薄切りにする
塩、粗びき黒こしょう……各少々

A しょうが（みじん切り）……1かけ分
にんにく（みじん切り）……1かけ分
トマトケチャップ……大さじ2
カレー粉……大さじ1
塩……小さじ½

B 水……150mℓ
牛乳……100mℓ

バター（有塩）……20g
サラダ油……大さじ½
パセリ……適量⇒みじん切りにする

作り方

1 かぼちゃは70g分（正味）を水にさっとぬらし、ラップでくるんで電子レンジでやわらかくなるまで4～4分半ほど加熱する。ボウルに入れ、温かいうちにフォークでつぶす。残りのかぼちゃは3㎝大に切り、皮を一部切り落とす。鮭は塩、こしょうをふる。

2 フライパンにサラダ油を中火で熱し、鮭を皮面から入れ、焼き色がつくまで焼く。返して裏面も同様に焼き、取り出す。

3 2のフライパンにバターを強めの中火で熱し、玉ねぎを入れ「**こってり**」色（P.5）になるまで炒める。中火にして1のつぶしたかぼちゃ、Aを加えて全体がなじむまで炒める。Bを入れて混ぜ、煮立ったら残りのかぼちゃを加え、ふたをして弱火で6分ほど煮る。2の鮭を戻してさらに2分ほど煮る。

4 器にごはん（分量外）と盛り、パセリを散らす。

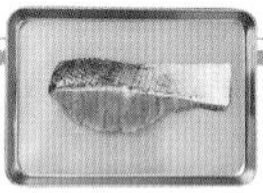

鮭⇒咳を止める、気を補う

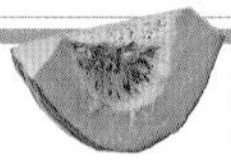

かぼちゃ⇒肺を潤す、腸の巡りを整える、気を補う

豆腐の麻婆風カレー

材料（2人分）

豚ひき肉……200ｇ
絹ごし豆腐……１丁（300g）⇒２㎝角に切る
長ねぎ……½本⇒みじん切りにする
にら……⅓束⇒４㎝長さに切る
A｜にんにく（みじん切り）
｜……１かけ分
｜しょうが（みじん切り）
｜……１かけ分
B｜水……200mℓ
｜カレー粉……大さじ１
｜しょうゆ、オイスターソース、
｜片栗粉……各小さじ２
ごま油……大さじ½
花椒、糸唐辛子（お好みで）……各適量

作り方

1 フライパンにごま油、Aを中火で熱し、ひき肉を入れて炒める。ひき肉の色が変わったら、よく混ぜたBを加え、混ぜながらとろみがつくまで加熱する。

2 豆腐を加え、煮立ったら弱めの中火で３分ほど煮る。長ねぎ、にらを加えて中火にし、さらに１分ほど煮る。

3 器にごはん（分量外）と盛り、お好みで花椒をふり、糸唐辛子をのせる。

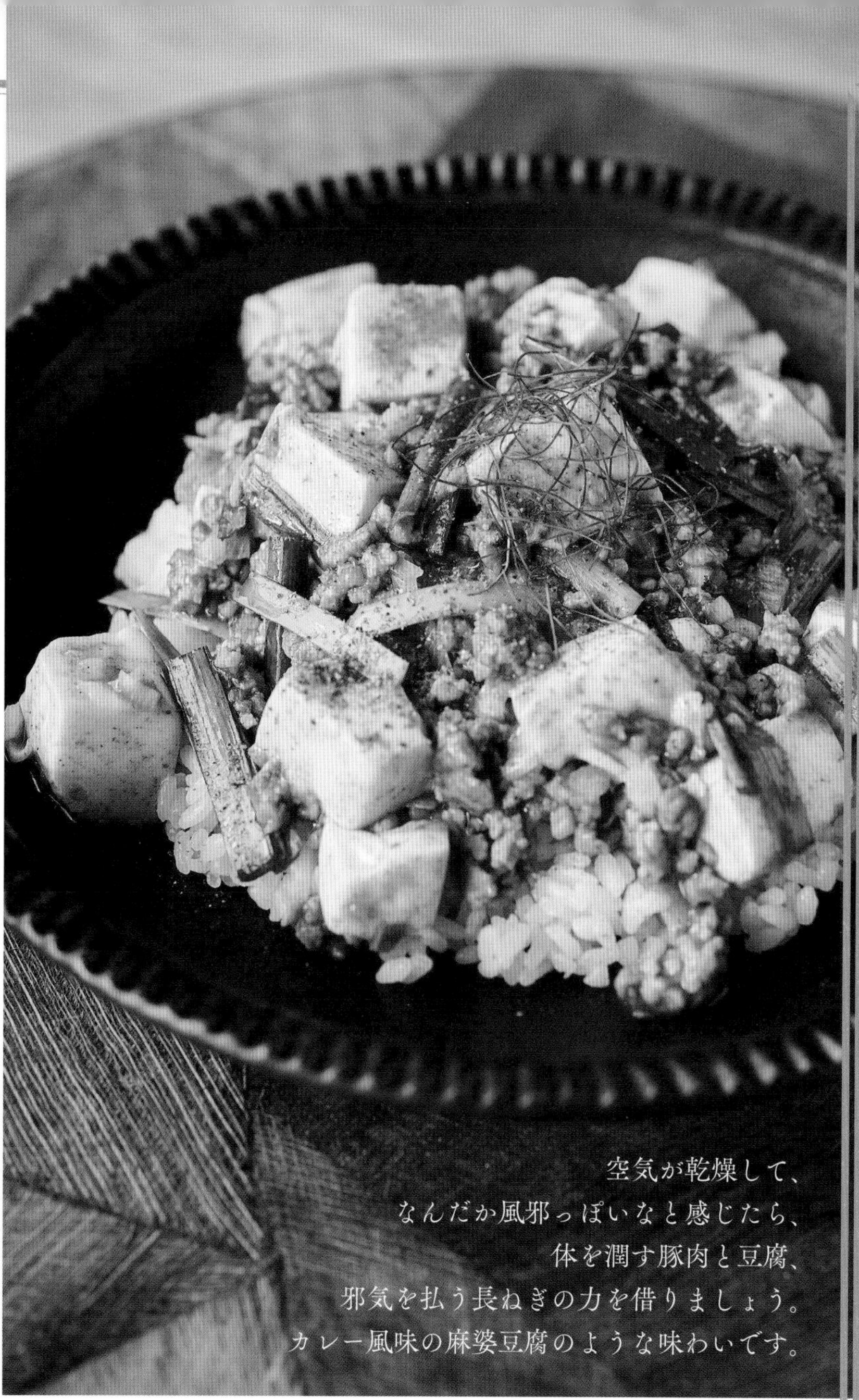

空気が乾燥して、
なんだか風邪っぽいなと感じたら、
体を潤す豚肉と豆腐、
邪気を払う長ねぎの力を借りましょう。
カレー風味の麻婆豆腐のような味わいです。

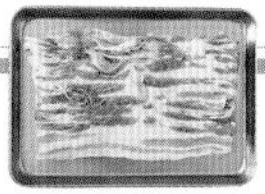
豚肉⇒体液を補う、
気を補う

豆腐
⇒体液を補う

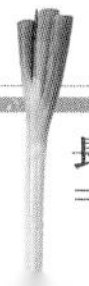
長ねぎ
⇒免疫力アップ

秋

鶏肉と春菊のチーズカレー

咳＊乾燥＊便秘＊免疫力の低下

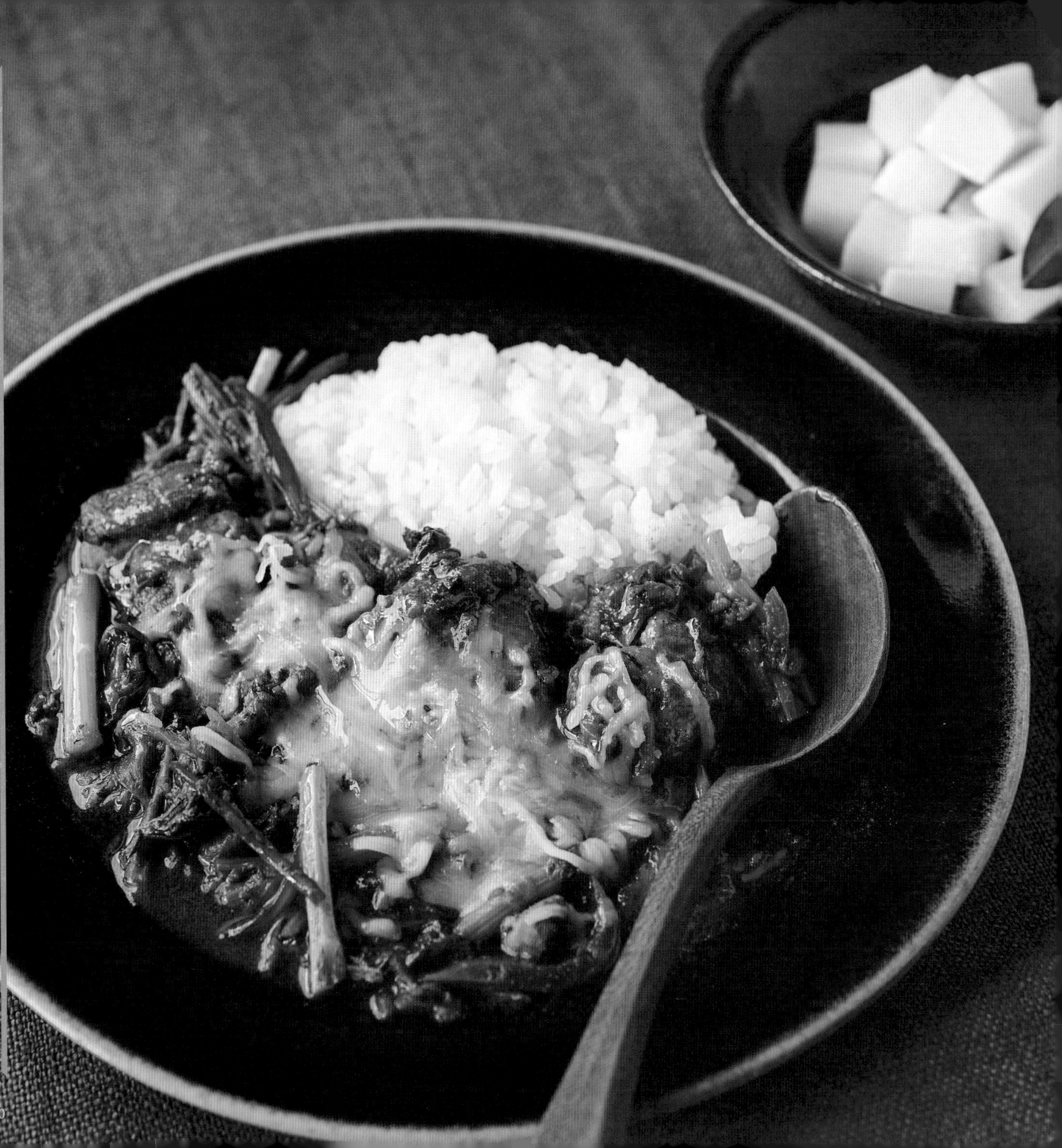

鶏肉と春菊のチーズカレー

香り豊かな春菊はカレー味との相性もよく、乾燥しがちな肺を潤し、腸内の巡りをスムーズに整える効果もある野菜。
バターと同じくチーズにも、体を潤してくれる働きがあります。

材料（2人分）

鶏もも肉……小１枚（250g）
　⇒余分な脂身を切り落とし、
　　ひと口大に切る
玉ねぎ……１個（200g）⇒薄切りにする
春菊……１束（150g）⇒４㎝長さに切る
塩、粗びき黒こしょう……各少々
A　しょうが（すりおろし）……大さじ１
　にんにく（すりおろし）……小さじ½
　トマト……１個（200g）
　　⇒1.5㎝角に切る
B　カレー粉……大さじ１
　しょうゆ……小さじ１
　塩……小さじ⅓
水……200㎖
細切りチーズ（生食タイプ）……20g
サラダ油……大さじ１＋小さじ１

作り方

1 鶏肉は塩、こしょうをふる。
2 フライパンにサラダ油大さじ１を強めの中火で熱し、玉ねぎを入れて「**こってり**」色（P.５）になるまで炒める。Aを加え、トマトがくずれて水気が少なくなるまで炒める。中火にして片側に寄せ、あいたところにサラダ油小さじ１を熱し、鶏肉を皮面から加えて焼き色がつくまで焼く。
3 Bを加えて全体がなじむまで炒め、分量の水を加える。煮立ったらふたをして弱火で５分ほど煮る。春菊を加えて中火にし、再び煮立ったらふたをして弱火で５分ほど煮る。
4 器にごはん（分量外）と盛り、細切りチーズを散らす。

長いものピクルス

薬膳の世界では滋養強壮素材として知られる長いもを常備菜に。
肺を潤す効果もあるので、
秋には特におすすめです。

材料（作りやすい分量）

長いも……200g⇒皮をむき、1.5㎝角に切る
A　ローリエ……１枚
　水……150㎖
　酢……大さじ２
　砂糖……大さじ１
　塩……小さじ½

作り方

1 清潔な保存容器に長いもを入れる。
2 鍋にAを入れて中火にかけ、混ぜる。砂糖が溶けたら、熱いうちに1に注ぐ。冷めたら密閉し、冷蔵庫で１時間以上漬ける。

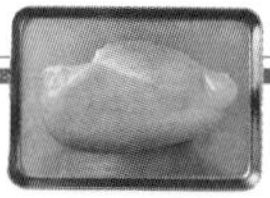
鶏肉
⇒気を補う

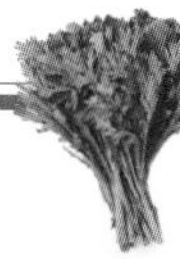
春菊
⇒肺を潤す、腸の巡りを整える

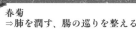

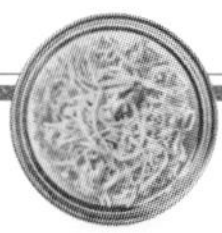
チーズ
⇒体液を補う

豚肉とりんご、ナッツのカレー

〔作り方 P.64〕

かぼちゃのごまあえ

〔作り方 P.64〕

咳 ＊ 乾燥 ＊ 便秘 ＊ 免疫力の低下

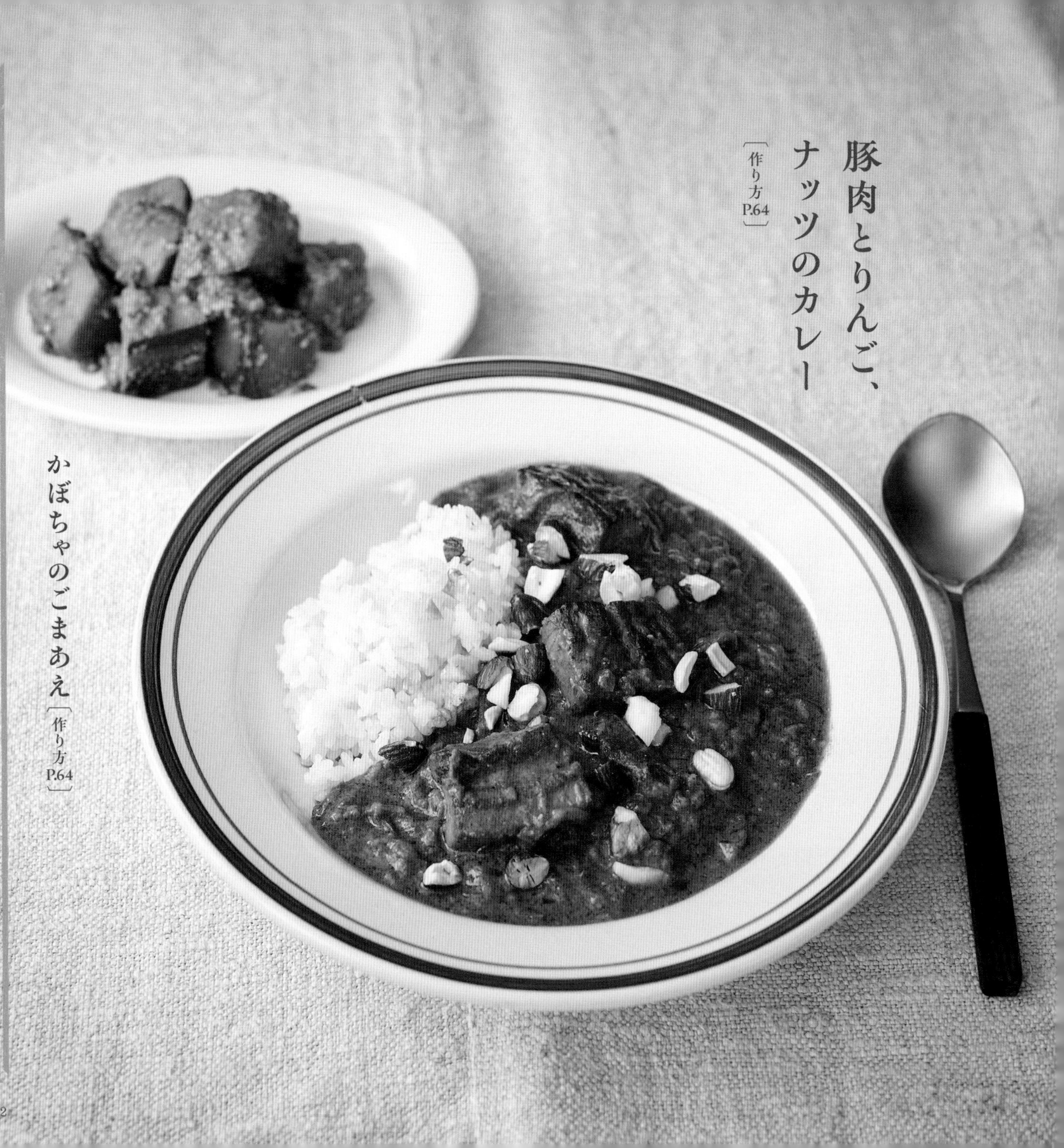

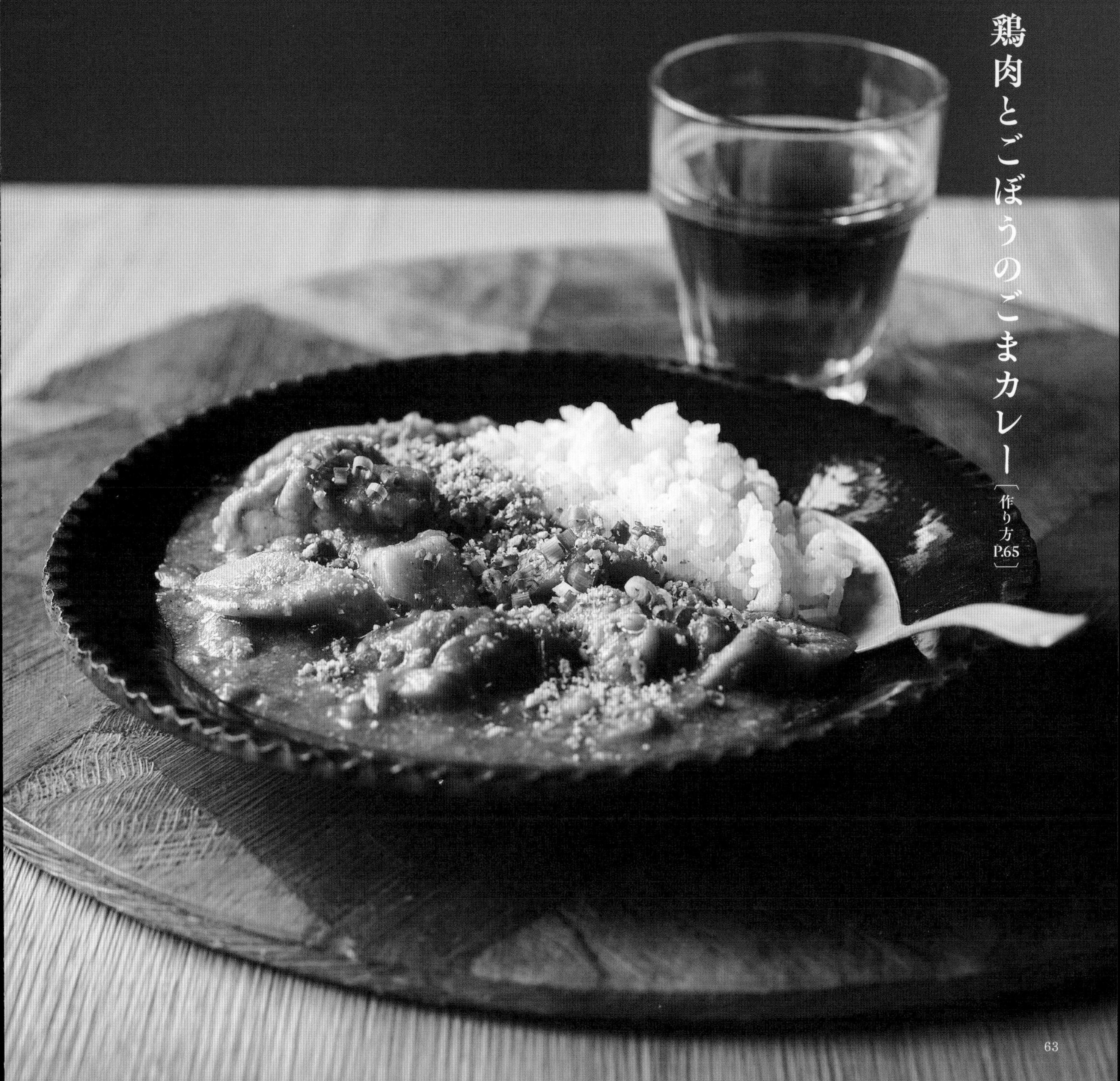

鶏肉とごぼうのごまカレー

［作り方 P.65］

豚肉とりんご、ナッツのカレー

りんごといえば、カレーの隠し味として有名ですが、肺を潤し、呼吸をラクにしてくれる役割が。洋食屋さんで出てくるような、リッチな味わいのカレーです。

材料（2人分）

豚バラかたまり肉……300g⇒2㎝幅に切る
玉ねぎ……1個（200g）⇒薄切りにする
りんご……½個（125g）⇒皮ごとおろす
塩、粗びき黒こしょう……各少々
A しょうが（すりおろし）……小さじ2
　にんにく（すりおろし）……小さじ½
　トマト缶（ホールタイプ）……½缶（200g）
B カレー粉……大さじ1
　塩……小さじ¾
赤ワイン……50mℓ
C 水……150mℓ
　中濃ソース……大さじ1
生クリーム……50mℓ
サラダ油……大さじ1
ミックスナッツ（ロースト、無塩）……20g
　⇒粗く刻む

作り方

1 豚肉は塩、こしょうをふる。
2 鍋にサラダ油を中火で熱し、豚肉を焼き、両面焼き色がついたら取り出す。残った油に玉ねぎを入れ、「**あめ色**」（P.5）になるまで炒める。Aを加えて、トマト缶をつぶしながら水気が少なくなるまで炒める。Bを加えて全体がなじむまで炒める。
3 豚肉を戻し入れ、赤ワインをふって煮立てる。りんご、Cを加え、煮立ったらふたをして弱火にし、焦げつかないよう鍋底をときどき混ぜながら40分ほど煮る。生クリームを加え、弱めの中火で5分煮る。
4 器にごはん（分量外）と盛り、ナッツを散らす。

かぼちゃのごまあえ

肺を潤し、腸の巡りを整えてくれる秋のかぼちゃ。酸味を加えると食べやすくなり、カレーとも合わせやすくなります。

材料（作りやすい分量）

かぼちゃ……小¼個（300g）
　⇒種とわたを取り除き、2～3㎝角に切る
水……50mℓ
オリーブオイル……大さじ1
A しょうゆ、酢……各小さじ2
白すりごま……大さじ2

作り方

1 フライパンにかぼちゃ、分量の水、オリーブオイルを入れてさっと混ぜ、中火にかける。煮立ったらふたをして弱火で5～6分、かぼちゃがやわらかくなるまで蒸し焼きにする。
2 ボウルに水気をきった1を入れ、合わせたAを加えて混ぜる。白ごまを加えてさっとあえる。

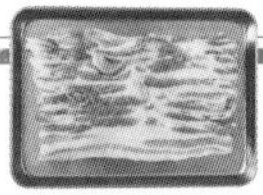
豚肉⇒体液を補う、気を補う

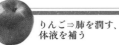

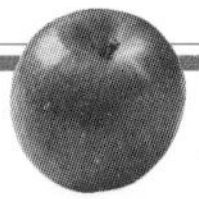
りんご⇒肺を潤す、体液を補う

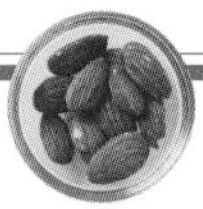
アーモンド⇒咳を止める、肺を潤す、腸の巡りを整える

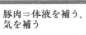

鶏肉とごぼうのごまカレー

ごまやナッツといった種実類は、便のすべりをよくする効果が。
乾燥しがちな秋には、特に意識して食べたい食材です。
仕上げにすりごまをたっぷりかけて、風味もアップさせます。

材料（2人分）

鶏もも肉……小１枚（250g）
　⇒余分な脂身を切り落とし、
　ひと口大に切る
玉ねぎ……１個（200g）
　⇒長さ半分の薄切りにする
ごぼう……200g
　⇒包丁の背で皮をこそげ、
　小さめのひと口大の乱切りにする
片栗粉……大さじ１
A
トマト……１個（200g）
　⇒1.5cm角に切る
しょうが（みじん切り）……２かけ分
にんにく（みじん切り）……１かけ分
B
カレー粉……大さじ１
しょうゆ……小さじ２
塩……小さじ¼
水……200mℓ
白すりごま……大さじ３＋適量
ごま油……大さじ１
細ねぎ（小口切り）……適量

作り方

1. 鶏肉は片栗粉をまぶす。
2. フライパンにごま油を強めの中火で熱し、玉ねぎを入れて「**こってり**」色（P.５）になるまで炒める。Aを加え、トマトがくずれて水気が少なくなるまで炒める。中火にしBを加えて全体がなじむまで炒め、ごぼう、*1*の鶏肉を加えて炒める。
3. 鶏肉の色が変わったら分量の水を加えてよく混ぜ、煮立ったらふたをして弱火で10分ほど煮る。白すりごま大さじ３を加えてさっと混ぜる。
4. 器にごはん（分量外）と盛り、細ねぎを散らし、白すりごま適量をふる。

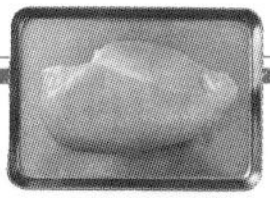
鶏肉
⇒気を補う

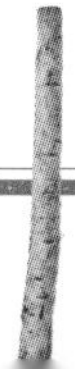
ごぼう
⇒腸の巡りを整える

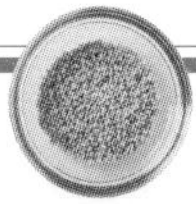
白ごま⇒腸の巡りを整える、
体液を補う

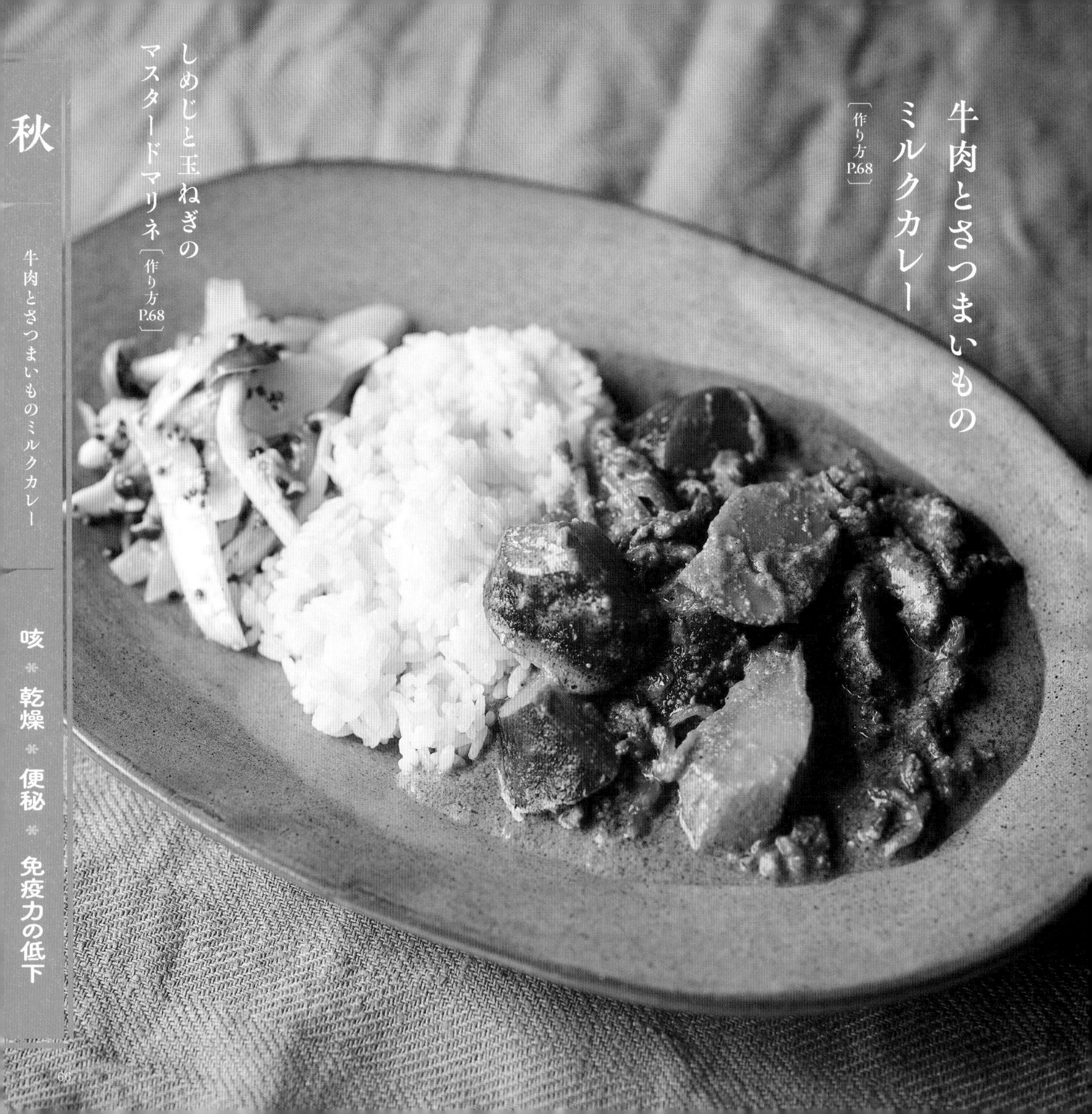

牛肉とさつまいものミルクカレー

［作り方 P.68］

しめじと玉ねぎのマスタードマリネ

［作り方 P.68］

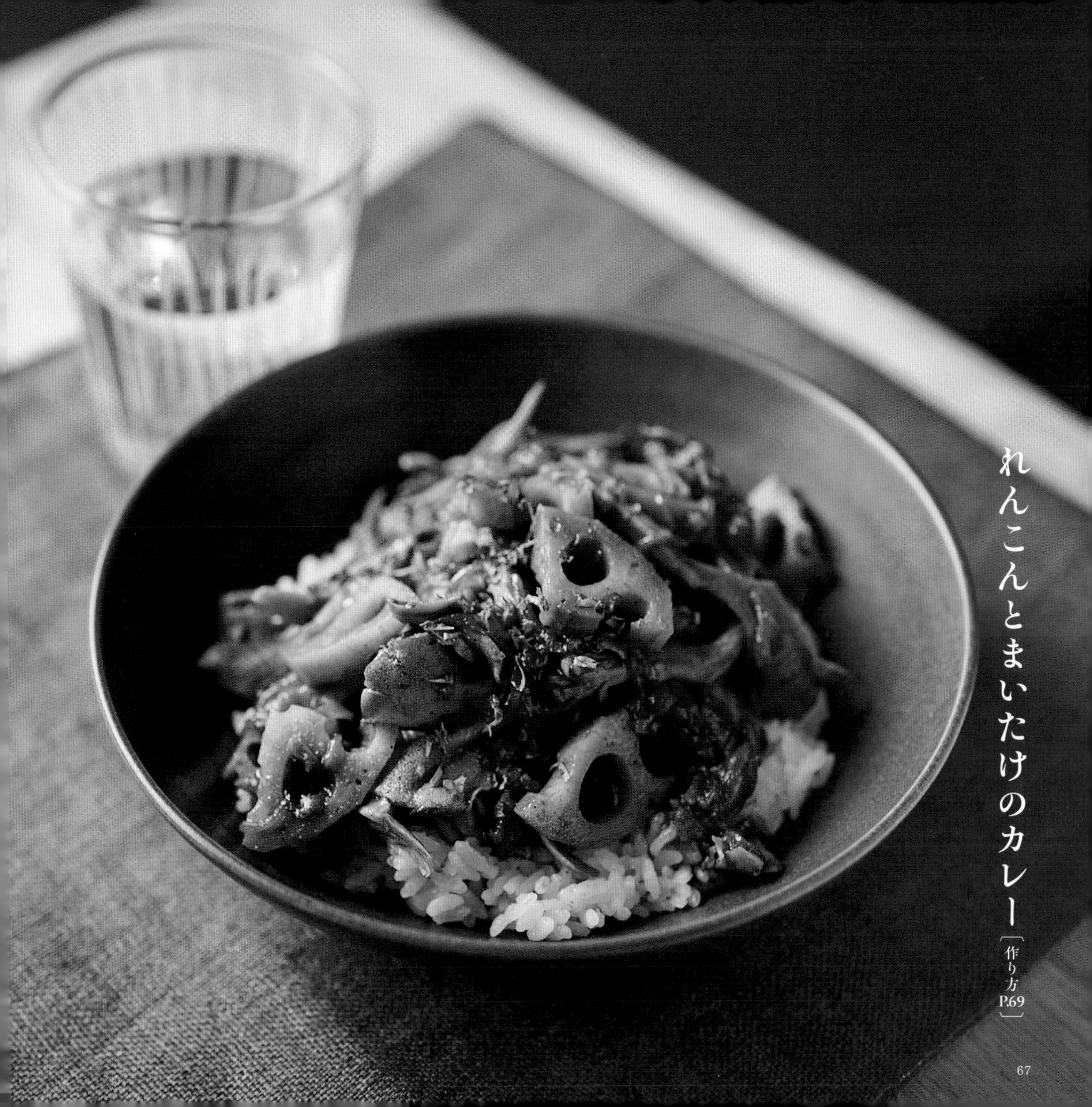

れんこんとまいたけのカレー

〔作り方 P.69〕

牛肉とさつまいものミルクカレー

梅雨や夏には控えめ推奨の乳製品も、秋の養生には役立ちます。牛乳＆生クリームをダブル使いした、甘くやさしい味わいのカレー。さつまいもは乾燥にもよく、おなかの調子も整えてくれます。

材料（2人分）

牛切り落とし肉……150g
　⇒食べやすい大きさに切る
玉ねぎ……1個（200g）⇒薄切りにする
さつまいも……大½本（200g）
　⇒ひと口大の乱切りにし、
　水に10分さらし、水気をきる
A
しょうが（すりおろし）……小さじ2
にんにく（すりおろし）……小さじ½
トマトケチャップ……大さじ2
カレー粉、中濃ソース……各大さじ1
塩……小さじ½
B
牛乳……200mℓ
水……100mℓ
生クリーム……50mℓ
サラダ油……大さじ1

作り方

1. フライパンにサラダ油を強めの中火で熱し、玉ねぎを入れて「**こってり**」色（P.5）になるまで炒める。中火にし、Aを加えて全体がなじむまで炒める。
2. 牛肉を加えて炒め、牛肉の色が8割ほど変わったら、さつまいも、Bを加え、煮立ったらふたをして弱火にし、さつまいもがやわらかくなるまで10～12分ほど煮る。生クリームを加え、弱めの中火で1分ほど煮る。

しめじと玉ねぎのマスタードマリネ

レンジでチンするだけでできてしまう、簡単副菜。しめじも腸の働きを助けてくれます。

材料（作りやすい分量）

玉ねぎ……1個（200g）
　⇒縦半分に切り、8等分のくし形切りにする
しめじ……1株（150g）
　⇒石づきを落とし、ほぐす
A
粒マスタード、オリーブオイル……各大さじ1
酢……小さじ2
塩……小さじ½

作り方

1. 耐熱のボウルに玉ねぎ、しめじの順に入れ、ふんわりとラップをして電子レンジで4分ほど加熱する。
2. 1にAを加え、あえる。

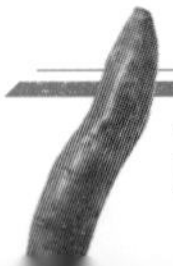

さつまいも⇒体液を補う、腸の巡りを整える、気を補う

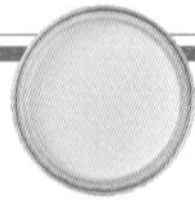

牛乳⇒体液を補う、腸の巡りを整える

れんこんとまいたけのカレー

腸を整えるきのこ類も、秋にしっかり食べておきたい食材です。
香りの強いまいたけと食感が立つれんこんを使うことで、
動物性不使用のベジカレーですが、満足度の高い味わいになりました。

材料（2人分）

玉ねぎ……1個（200g）
　⇒長さ半分の薄切りにする
れんこん……1節（200g）
　⇒皮をむき、
　　7㎜幅のいちょう切りにし、
　　水に5分さらして水気をきる
まいたけ……2株（240g）
　⇒食べやすい大きさにほぐす
A　トマトケチャップ……大さじ2
　　中濃ソース……大さじ1
　　カレー粉……小さじ1
　　塩……小さじ¼
B　しょうが（みじん切り）……2かけ分
　　にんにく（みじん切り）……1かけ分
水……200mℓ
サラダ油……大さじ1
パセリ（みじん切り）……適量

作り方

1. フライパンにサラダ油を強めの中火で熱し、玉ねぎを入れ、「**こってり**」色（P.5）になるまで炒める。中火にし、Aを加えて全体がなじむまで炒め、まいたけ、Bを加えてしんなりするまで炒める。
2. れんこんを加えて炒め合わせ、分量の水を加える。煮立ったらふたをして弱火で8分ほど煮る。
3. 器にごはん（分量外）と盛り、パセリを散らす。

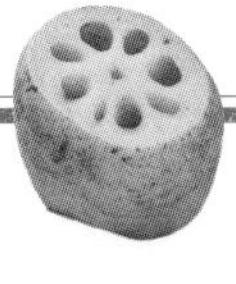
れんこん
⇒体を強める

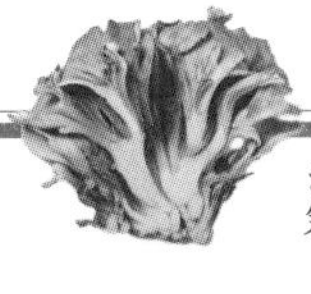
まいたけ⇒腸の巡りを整える、
気を補う

冬カレー

一年でいちばん寒く、東洋医学では「蔵にこもるように過ごすとよい」と言われる冬。
寒さで体が冷えると巡りが悪くなり、免疫力も下がって体調を崩しやすくなります。
やがて来る春にしっかり活動できるよう、生命力をしっかり蓄える時季でもあります。

冬に起こりやすい不調

冷え

冬の間にいちばん気をつけなくてはいけないのが、寒さによる体の冷え。「冷えは万病のもと」と言われますが、体が冷えることによって風邪はもちろん、便秘や下痢、胃痛や胸やけ、肩こりや腰痛、婦人科トラブルなど、さまざまな不調を引き起こすもとになります。

乾燥

秋に引き続き、冬も乾燥が厳しい季節です。呼吸器系の不調が出たり、皮膚や粘膜のダメージから、風邪を引いたり、感染症にかかったりしやすくなります。肌や粘膜は潤いがあってこそバリア機能を発揮できますので、体にしっかり潤いを取り戻すことが大切です。

アンチエイジング

東洋医学の世界では、冬は成長や老化といった生命力に関わる働きが弱まると考えられており、冬の冷えや乾燥からしっかり体を守らないと、老化が促進されると考えます。つまり冬のダメージからいかに守るかが、若々しい体を保つ上でも重要になってくるのです。

足腰の痛み

冬にダメージを受けがちな生命力の衰えは、足腰の弱まりという形でも現れます。寒い冬はどうしても部屋の中に閉じこもりがちで、運動不足で血流が滞ります。下半身のむくみなどもあいまって、腰が痛い、だるい、重い、関節痛といった症状が現れることも。

冬の不調の改善食材

冷え

寒い冬に旬を迎える食材には、体を温めるもの、胃腸を特に温めるものがたくさんあります。それらにしっかり火を入れ調理をし、消化しやすくして食べるのがポイントです。**かぶ**、**長ねぎ**、**えび**のほか、**鶏肉**、**にら**、**にんにく**、**酒粕**、**シナモン**などを食べましょう。

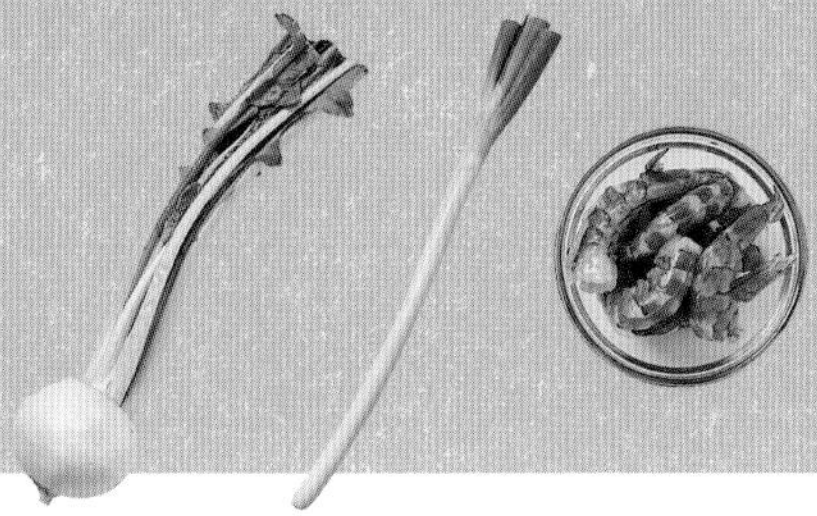

乾燥

秋と同じく、肌や内臓の乾燥状態を改善し、体液を補い、体を潤す食材を食べましょう。乳製品を活用して、クリーミーな味つけにするのもおすすめです。**ほうれん草**、**厚揚げ**、**ヨーグルト**のほか、**豚肉**、**チーズ**、**生クリーム**などを取り入れて。

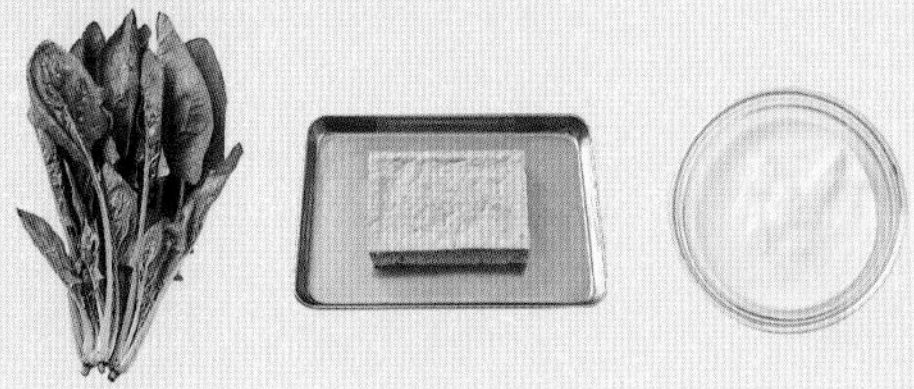

アンチエイジング

生命力を高める食材、血を補う食材をしっかり食べることによって、体も温まり、各所の働きもよくなります。**ブロッコリー**、**長いも**、**ツナ缶**ほか、**豚肉**、**牛肉**、**鶏肉**、**ほうれん草**、**カリフラワー**、**黒ごま**なども合わせて食べるようにしましょう。

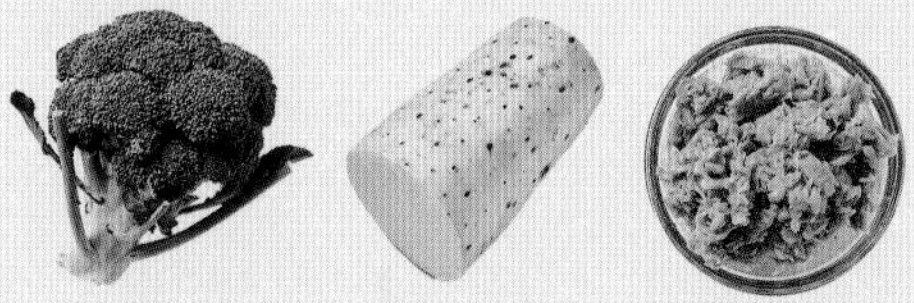

足腰の痛み

薬膳の世界では、**牛肉**、**カリフラワー**、**芽キャベツ**といった食材は、質のよい筋肉をつけ、骨を強化してくれると言われています。そのほか、**キャベツ**、**いわし**などもおすすめです。左の「アンチエイジング」の食材も合わせてとるようにしてください。

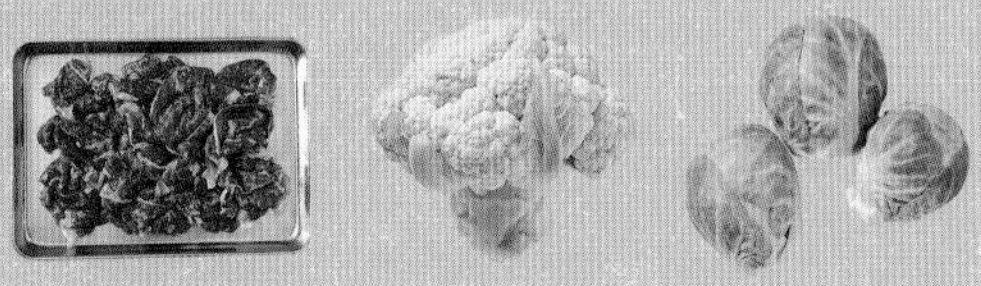

豚肉とかぶの酒粕カレー

クリスマスや忘年会で胃腸疲れを感じたら、こんなカレーをどうぞ。
酒粕など発酵食品は、胃腸の働きを助けてくれます。
やはりおなかをいたわってくれるかぶは、葉までしっかり活用しましょう。

材料（2人分）

豚バラ薄切り肉……150g⇒4㎝長さに切る
玉ねぎ……1個（200g）
⇒粗みじん切りにする
かぶ……2個（200g）
⇒茎を3㎝ほど残し、
6等分のくし形切りにする
かぶの葉……50g⇒3㎝長さに切る
A しょうが（すりおろし）……大さじ1
にんにく（すりおろし）……小さじ½
トマト缶（ホールタイプ）
……½缶（200g）
B 酒粕（ペースト状）……50g※
カレー粉……大さじ1⅓
塩……小さじ¾
水……150㎖
サラダ油……大さじ1

※板粕の場合は、お湯適量（分量外）で溶き、ペースト状にしてから加える。

作り方

1 フライパンにサラダ油を強めの中火で熱し、玉ねぎを入れて「**じっくり**」色（P.5）になるまで炒める。Aを加え、トマト缶をつぶしながら炒める。水気が少なくなったら中火にし、Bを加えて全体がなじむまで混ぜる。

2 豚肉を加えて炒め、肉の色が変わったら、かぶ、分量の水を加えてよく混ぜ、煮立ったらふたをして弱火で8分ほど煮る。かぶの葉を加えてさっと混ぜ、ふたをしてさらに弱火で5分ほど煮る。

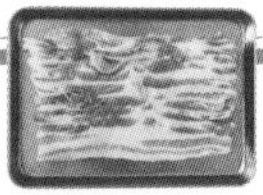

豚肉⇒生命力を養う、
体液を補う

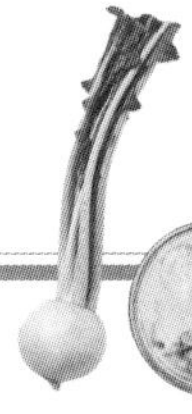

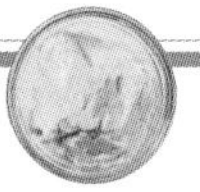

かぶ、酒粕
⇒おなかを温める

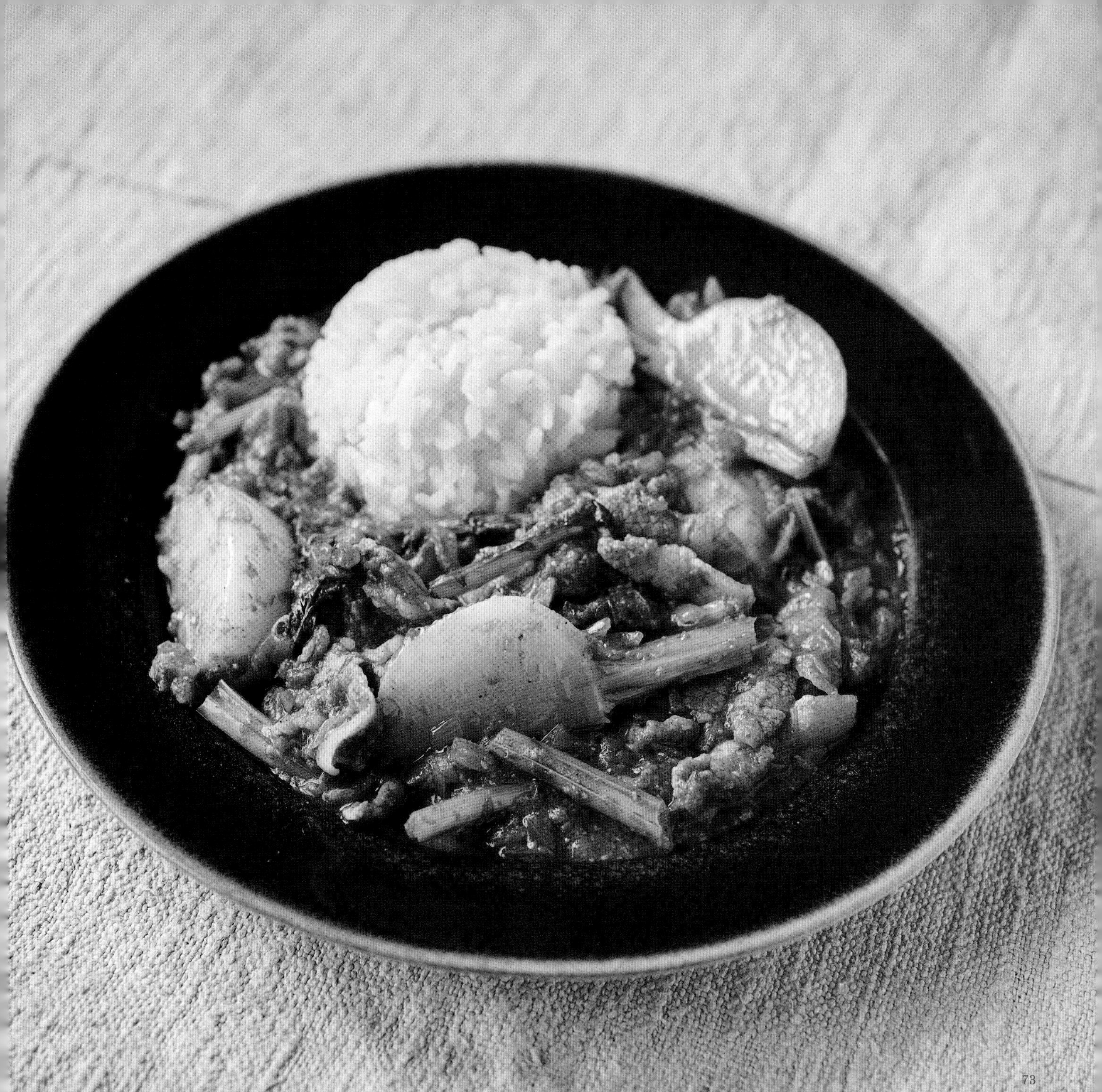

ツナと白菜のカレー

血を作り、生命力をアップしてくれるツナ缶は、常備しておきたい素材。
おなかの調子を整えてくれる白菜からうまみがぎゅっと出て、
しょうゆやかつお節も効いた、しみじみおいしい和風カレーです。

材料（2人分）

ツナ缶……1缶（70g）⇒汁気をきる
玉ねぎ……1個（200g）⇒薄切りにする
白菜……400g
⇒軸は3㎝幅のそぎ切り、
葉はざく切りにする
A しょうが（みじん切り）……2かけ分
カレー粉……大さじ1
しょうゆ……小さじ1
塩……小さじ½
削り節……3g
水……200mℓ
サラダ油……大さじ1

作り方

1 フライパンにサラダ油を強めの中火で熱し、玉ねぎを入れて「**こってり**」色（P.5）になるまで炒める。中火にしてAを加えて全体がなじむまで炒め、ツナ缶、白菜を加えて葉がしんなりするまで炒める。

2 削り節、分量の水を加え、煮立ったらふたをして弱火で12分ほど加熱する。

ブロッコリーのサブジ

栄養豊富なブロッコリーは
アンチエイジング野菜の筆頭。
レモンとスパイスが食欲をそそります。

材料（2人分）

ブロッコリー……1株（350g、正味180g）
⇒小房に分ける
A 水……大さじ2
レモン汁……大さじ½
カレー粉……小さじ1
塩……小さじ¼
サラダ油……大さじ2

作り方

1 フライパンにサラダ油を中火で熱し、ブロッコリーを加えて炒める。油が回ったら、Aを加えてさっと炒め、ふたをして弱めの中火で5分ほど蒸し焼きにする。ふたを取り、中火で水気がなくなるまで炒める。

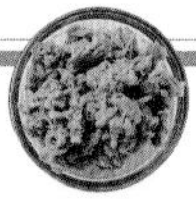
ツナ缶（まぐろ・かつお）
⇒血を作る、生命力を養う、体を温める

ツナと白菜のカレー

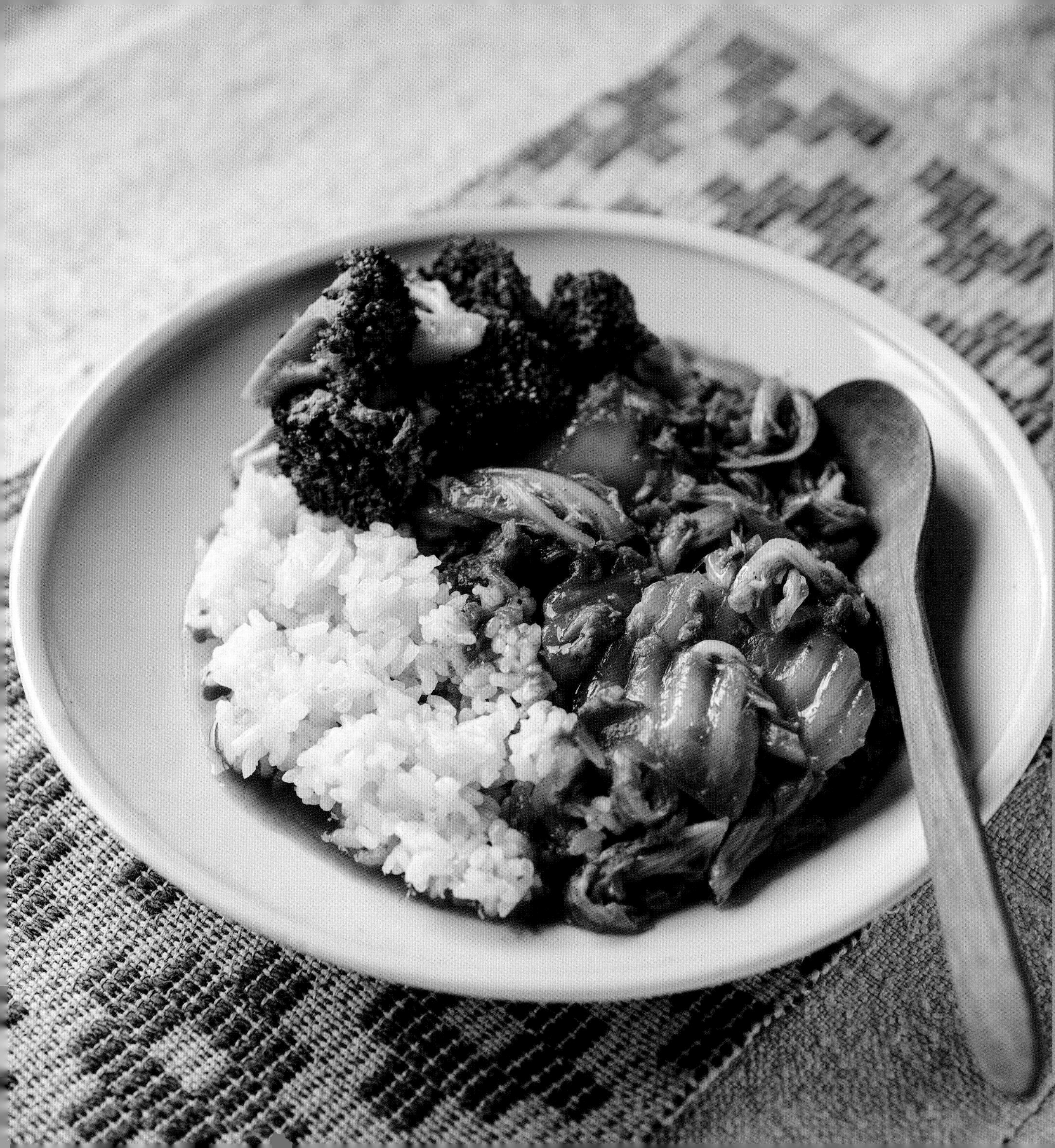

鶏肉と長ねぎのみそカレー

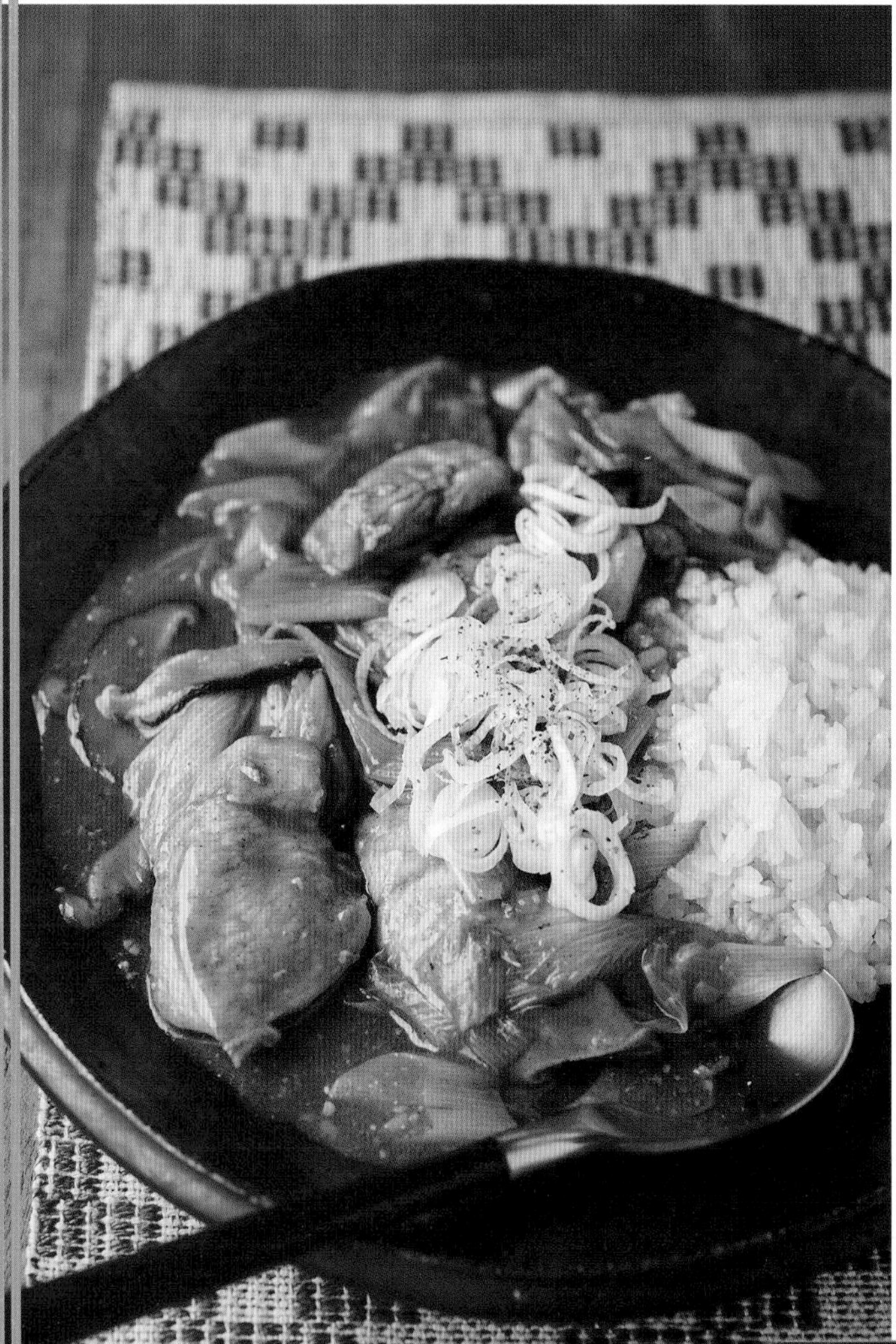

材料（2人分）

鶏むね肉……小1枚（250g）⇒皮を除き、
縦半分に切り、1.5cm厚さのそぎ切りにする
長ねぎ……2本⇒1cm幅の斜め切りにする
生しいたけ……3枚⇒軸を落とし、薄切りにする

A　塩、こしょう……各少々
　　片栗粉……大さじ1
しょうが（みじん切り）……1かけ分
にんにく（みじん切り）……1かけ分
B　カレー粉……小さじ2
　　トマトケチャップ……大さじ2
C　だし汁……250mℓ
　　みそ……大さじ1
　　しょうゆ、中濃ソース……各大さじ½
サラダ油……大さじ1½
長ねぎ（小口切り）、七味唐辛子（お好みで）
……各適量

作り方

1. ボウルに鶏肉、Aを合わせてもんでおく。
2. フライパンにサラダ油を中火で熱し、長ねぎ、しいたけ、しょうが、にんにくを入れてしんなりするまで炒める。Bを加えて全体がなじむまで炒め、Cを加えてみそが溶けるまで混ぜる。
3. 鶏肉を加えて、とろみがつくまで混ぜながら加熱する。再び煮立ったらふたをして弱火で7分ほど煮る。
4. 器にごはん（分量外）と盛り、ねぎ、七味唐辛子を散らす。

長ねぎと鶏肉の「体を温める力」を
実感できるカレーです。
この本では玉ねぎを使ったレシピがほとんどですが、
こちらは長ねぎをたっぷりと。
安心する和風の味つけです。

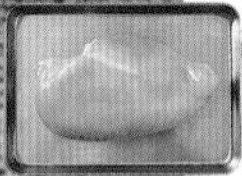

鶏肉⇒おなかを温める、
生命力を養う

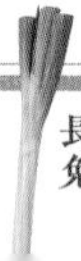

長ねぎ⇒体を温める、
免疫力アップ

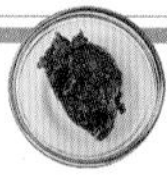

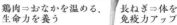

みそ⇒胃腸の
調子を整える

厚揚げと小松菜の黒カレー

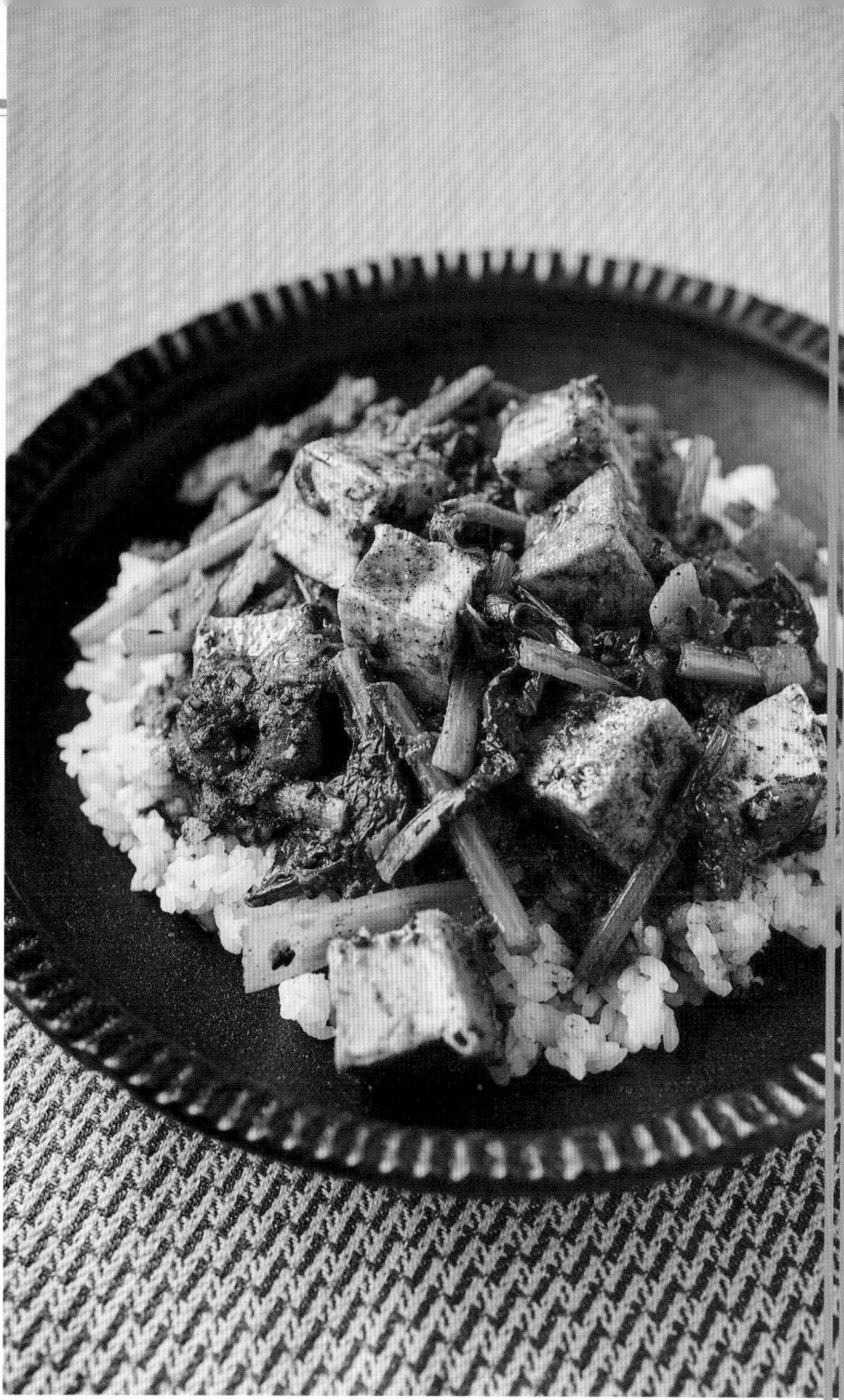

薬膳で代表的なアンチエイジング素材である
黒ごまをたっぷり入れました。
ここまでたくさん使えるのは、カレーならではです。
体を潤す厚揚げや小松菜も入れた、
ベジタリアンカレー。

材料（2人分）

厚揚げ……1枚（180g）⇒熱湯を回しかけて油抜きし、水気をきって2㎝角に切る
玉ねぎ……½個（100g）⇒1㎝角に切る
小松菜……½束（100g）⇒4㎝幅に切る
A
- しょうが（みじん切り）……1かけ分
- にんにく（みじん切り）……1かけ分
- トマト……1個（200g）⇒1.5㎝角に切る

B
- カレー粉……大さじ1
- しょうゆ……小さじ2
- 塩……小さじ¼

水……200㎖
黒すりごま……大さじ4
サラダ油……大さじ1

作り方

1. フライパンにサラダ油を強めの中火で熱し、玉ねぎを入れて「**じっくり**」色（P.5）になるまで炒める。Aを加え、トマトのまわりがくずれてきたら中火にしてBを加え、水気が少なくなるまで炒める。
2. 厚揚げ、小松菜を加えて炒め、分量の水を加える。煮立ったらふたをして弱めの中火で5分ほど煮る。黒ごまを加えてさっと混ぜる。

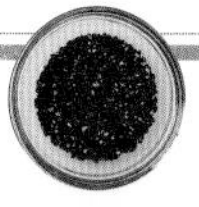
黒ごま⇒生命力を養う、血を作る

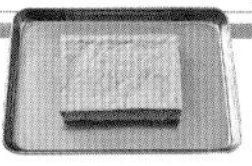
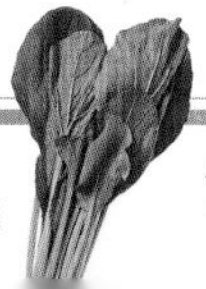
厚揚げ、小松菜⇒体を潤す

長いもとほうれん草、チーズのカレー

体を潤すほうれん草をペースト状にして、体をじんわり温める鶏肉とアンチエイジング素材の長いもとともにカレーに仕立てました。一年中手に入るほうれん草ですが、やはり冬が甘くておすすめ。

材料（2人分）

鶏もも肉……小１枚（250g）
　⇒余分な脂身を切り落とし、
　　ひと口大に切る
ほうれん草……１束（200g）
玉ねぎ……１個（200g）⇒薄切りにする
長いも……200g
　⇒皮をむき、
　　ひと口大の乱切りにする
A　水……200mℓ
　　レモン汁……小さじ１
B　しょうが（すりおろし）……小さじ２
　　にんにく（すりおろし）……小さじ½
　　トマト缶（ホールタイプ）
　　　……½缶（200g）
C　カレー粉……大さじ１
　　塩……小さじ¾
サラダ油……大さじ１
粉チーズ……適量

作り方

1　鍋にたっぷりの湯を強火で沸かし、ほうれん草を茎⇒葉の順に入れ、１分半～２分ほどしんなりするまでゆでる。冷水にとって水気をよく絞り、４㎝長さに切る。Aと合わせ、ハンドブレンダーまたはミキサーでなめらかになるまで攪拌する。

2　フライパンにサラダ油を強めの中火で熱し、玉ねぎを加えて「**じっくり**」色（P.５）になるまで炒める。Bを加えてトマト缶をつぶしながら、水気が少なくなるまで炒める。中火にし、Cを加えて炒め、全体がなじんだら、鶏肉、長いもを加えて炒める。

3　鶏肉の色が変わったら1を加え、煮立ったらふたをして弱火で15分ほど煮る。

4　器にごはん（分量外）と盛り、粉チーズを散らす。

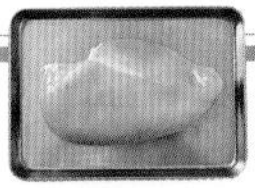
鶏肉⇒おなかを温める、生命力を養う

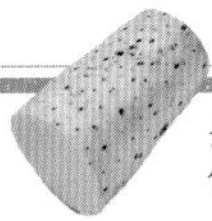
長いも⇒生命力を養う、体液を補う

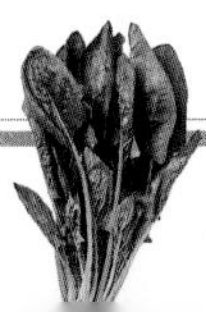
ほうれん草⇒体を潤す、血を作る

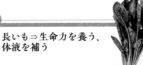

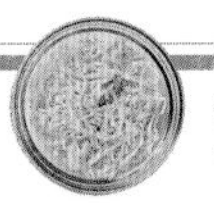
チーズ⇒体液を補う

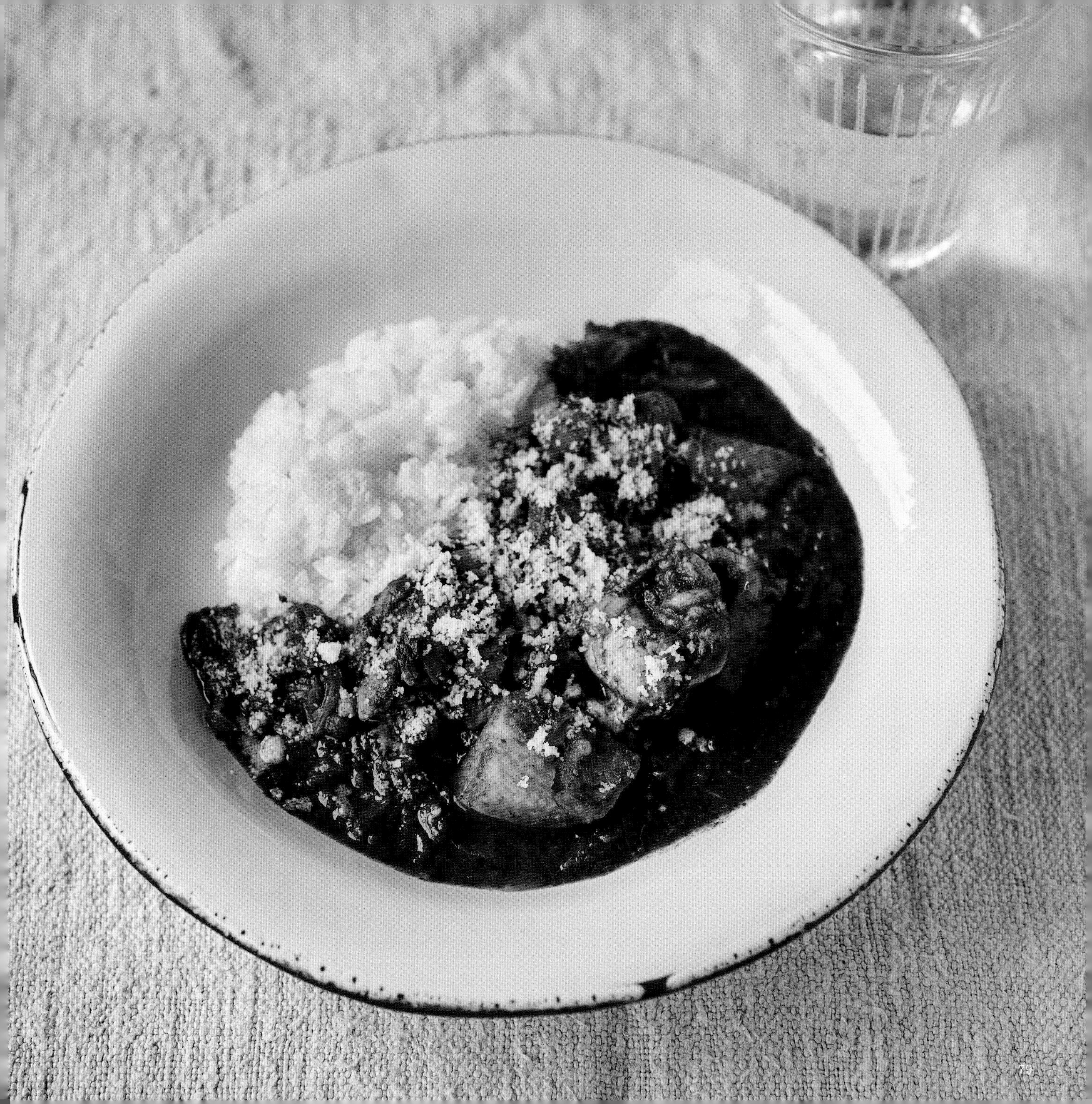

冬

えびとカリフラワーのカレー

冷え * 乾燥 * アンチエイジング * 足腰の痛み

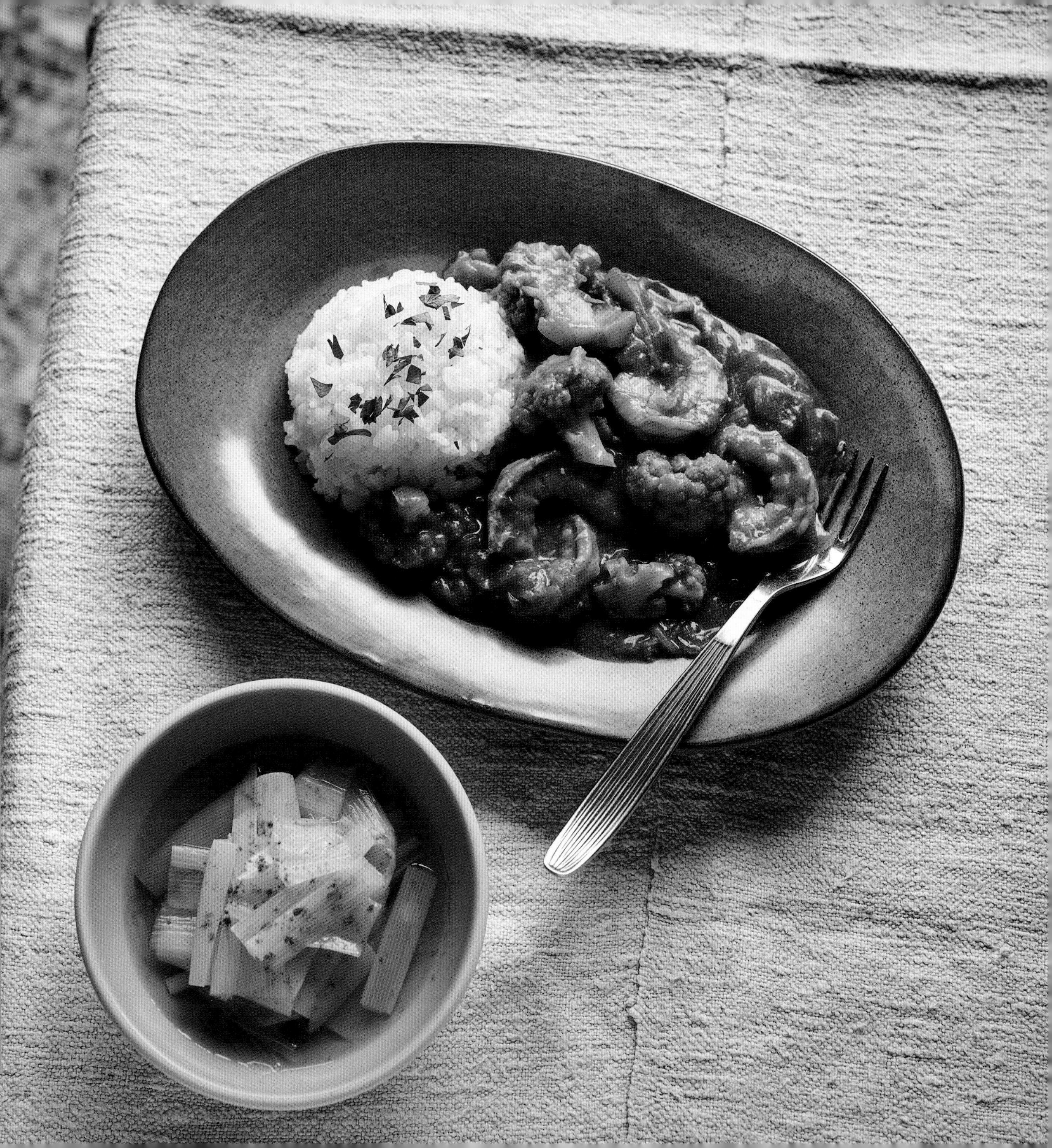

えびとカリフラワーのカレー

えびは体を温める効果があるので、冬場には特におすすめな魚介。
おなかにやさしいカリフラワーは、筋肉をつけ、骨を強化してくれる役割も。
えびを入れたら、あまり煮すぎないのがポイントです。

材料（2人分）

殻つきえび……10尾（120g）
　⇒殻をむき、背中に切り込みを入れて背わたを除く
玉ねぎ……1個（200g）⇒薄切りにする
カリフラワー……½株（正味120g）
　⇒小さめの小房に分ける
片栗粉……小さじ2
A しょうが（すりおろし）……小さじ2
　にんにく（すりおろし）……小さじ½
　トマトケチャップ……大さじ2
　カレー粉……小さじ2
　塩……小さじ½
水……150mℓ
プレーンヨーグルト（無糖）……50g
サラダ油……大さじ½
イタリアンパセリ（みじん切り）……適量

作り方

1. えびに片栗粉をまぶす。
2. フライパンにサラダ油を強めの中火で熱し、玉ねぎを入れて「**じっくり**」色（P.5）になるまで炒める。Aを加えて全体がなじむまで炒める。
3. 分量の水、カリフラワーを加え、煮立ったらふたをして弱火で10分ほど煮る。えび、ヨーグルトを加えて弱めの中火で3～4分、えびに火が通るまで混ぜながら煮る。
4. 器にごはん（分量外）と盛り、ごはんにイタリアンパセリを散らす。

長ねぎとシナモンのマリネ

体を温める長ねぎに、冷えの生薬にも使われるシナモンを合わせた最強の「体温め」副菜。カレーにもよく合います。

材料（作りやすい分量）

長ねぎ……2本
　⇒5㎝長さに切り、縦半分に切る
A 水……300mℓ
　酢……小さじ4
　砂糖……小さじ2
　塩……小さじ½
オリーブオイル……大さじ1
シナモンパウダー……適量

作り方

1. 鍋にA、長ねぎを合わせて中火にかけ、煮立ったら弱めの中火にする。ときどき混ぜながら15分ほど煮る。
2. 火を止めて、オリーブオイルを加えて混ぜる。器に盛り、シナモンパウダーをふる。

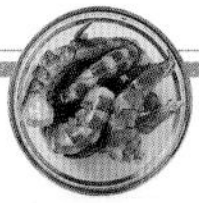
えび⇒体を温める、生命力を養う

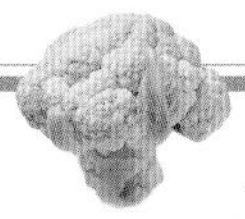
カリフラワー⇒足腰の強化、生命力を養う

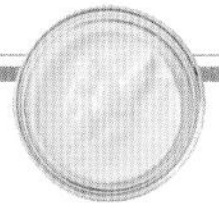
ヨーグルト⇒体液を補う

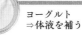

冬

牛肉と根菜のカレー

アンチエイジング ＊ 足腰の痛み

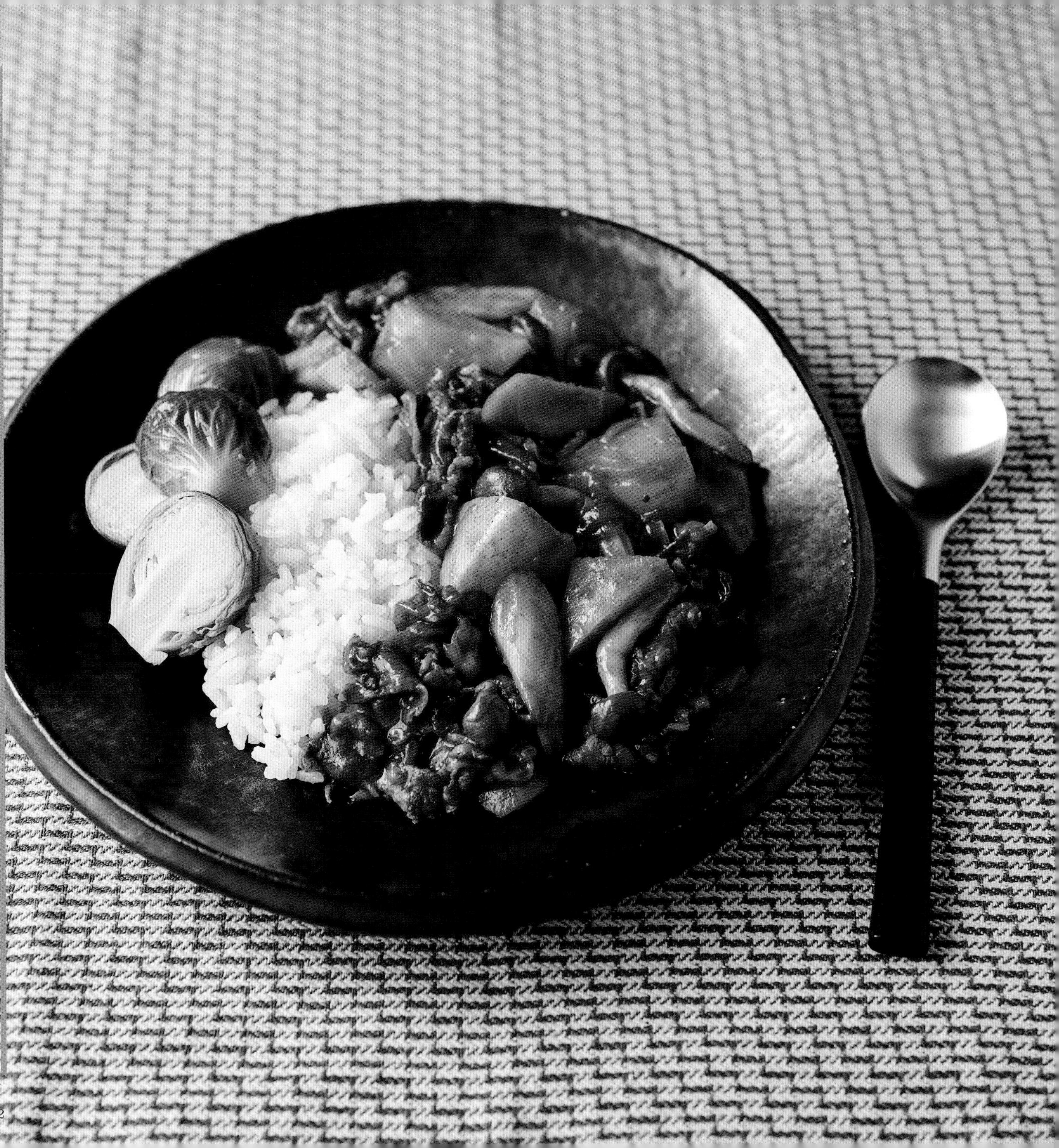

牛肉と根菜のカレー

血を作り、足腰を強化する牛肉に、根菜をたっぷり加えました。
大根は味がしみるのに時間がかかるので、電子レンジで加熱してから煮込んで。
ケチャップやソースが入り、どことなく懐かしの洋食風の味わいです。

材料（2人分）

牛切り落とし肉……150g
　⇒食べやすい大きさに切る
玉ねぎ……1個（200g）
　⇒長さ半分の薄切りにする
大根……200g
　⇒乱切りにし、耐熱の皿にのせて
　　ふんわりラップをし、
　　電子レンジで5分加熱する
ごぼう……½本（100g）
　⇒小さめの乱切りにする
しめじ……½株
　⇒石づきを落としてほぐす
片栗粉……大さじ1
A　しょうが（すりおろし）……小さじ2
　　にんにく（すりおろし）……小さじ½
　　トマトケチャップ……大さじ2
　　カレー粉、中濃ソース……各大さじ1
　　しょうゆ……小さじ1
　　塩……小さじ¼
水……200mℓ
サラダ油……大さじ1

作り方

1. 牛肉は片栗粉をまぶす。
2. フライパンにサラダ油を強めの中火で熱し、玉ねぎを入れて「**こってり**」色（P.5）になるまで炒める。中火にしてAを加えて全体がなじむまで炒め、牛肉、ごぼう、しめじを加えて炒める。
3. 牛肉の色が8割ほど変わったら、大根、分量の水を加えて混ぜながら加熱する。とろみがついて煮立ったらふたをして、弱火で8分ほど煮る。

芽キャベツのピクルス

冬が旬の芽キャベツは、小さいながらに生命力アップに効く頼もしい食材。日もちするので多めに作るのがおすすめ。

材料（作りやすい分量）

芽キャベツ……5個⇒縦半分に切る
ローリエ……1枚
A　水……100mℓ
　　酢……大さじ2
　　砂糖……大さじ1
　　塩……小さじ½
粗びき黒こしょう（ホール）……15粒

作り方

1. 鍋に湯を中火で沸かし、芽キャベツを入れ、3分ほどゆでる。ザルに上げて水気をきる。
2. 鍋にAを合わせて中火にかけ、砂糖を溶かす。保存容器に*1*、ローリエ、こしょうを合わせ、温かいAを注ぐ。粗熱が取れたら密閉して、冷蔵庫でひと晩以上漬ける。

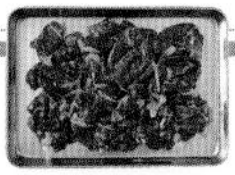
牛肉⇒足腰の強化、血を作る

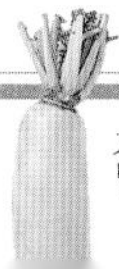
大根⇒胃腸を整える

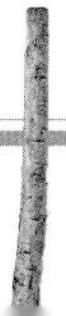
ごぼう⇒生命力を養う

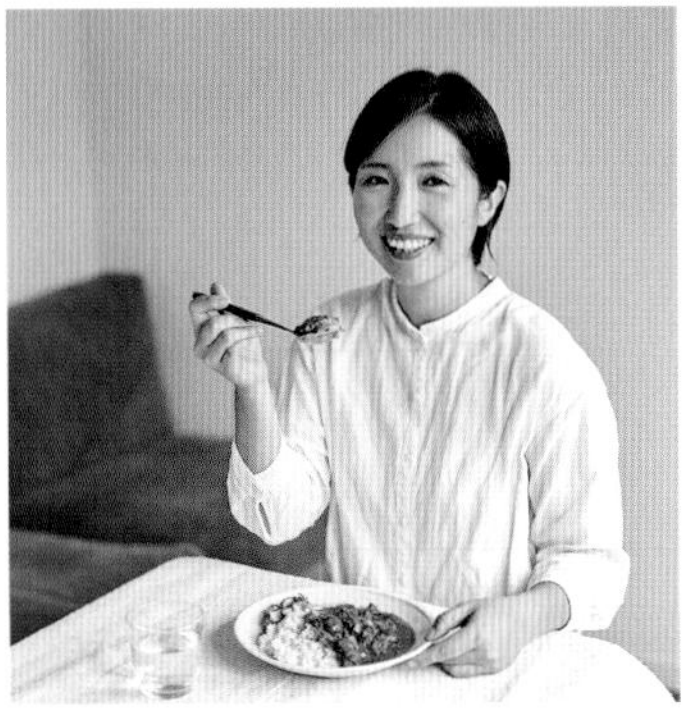

齋藤菜々子 さいとうななこ

飲食店を営む両親のもとに育ち、大学卒業後に一般企業に就職。忙しい日々の中で食事が心身の充実につながることを実感し、料理の道を志す。料理家のアシスタントを務めながら日本中医食養学会・日本中医学院にて中医学を学び、国際中医薬膳師資格を取得。身近な食材のみを使った作りやすいレシピにこだわり、家庭で実践できる薬膳を提案している。著書に『基本調味料で作る体にいいスープ』（主婦と生活社）、『からだがよろこぶ副菜』（誠文堂新光社）など。

https://nanakoyakuzen.amebaownd.com/
Instagram　@nanako.yakuzen

ブックデザイン ———— 藤田康平（Barber）
撮影 ———— 衛藤キヨコ
スタイリング ———— 久保百合子
調理補助 ———— 沓沢佐紀
高橋あかね
校閲 ———— 山脇節子
編集 ———— 田中のり子
田中 薫（文化出版局）

毎日食べたい **整いカレー**

2023年5月28日　第1刷発行
2024年9月17日　第4刷発行

著者 ———— 齋藤菜々子
発行者 ———— 清木孝悦
発行所 ———— 学校法人文化学園 文化出版局
〒151-8524
東京都渋谷区代々木3-22-1
電話 03-3299-2485（編集）
03-3299-2540（営業）
印刷・製本所 ———— 株式会社文化カラー印刷